Tibor Pintér

Arbeitsmigration in der stationären Altenpflege in Deutschland im Kontext der Anerkennung von ausländischen Berufsqualifikationen

Diplomica Verlag GmbH

Pintér, Tibor: Arbeitsmigration in der stationären Altenpflege in Deutschland im Kontext der Anerkennung von ausländischen Berufsqualifikationen, Hamburg, Diplomica Verlag GmbH 2013

Buch-ISBN: 978-3-8428-9355-9
PDF-eBook-ISBN: 978-3-8428-4355-4
Druck/Herstellung: Diplomica® Verlag GmbH, Hamburg, 2013

Bibliografische Information der Deutschen Nationalbibliothek:
Die Deutsche Nationalbibliothek verzeichnet diese Publikation in der Deutschen Nationalbibliografie; detaillierte bibliografische Daten sind im Internet über http://dnb.d-nb.de abrufbar.

Das Werk einschließlich aller seiner Teile ist urheberrechtlich geschützt. Jede Verwertung außerhalb der Grenzen des Urheberrechtsgesetzes ist ohne Zustimmung des Verlages unzulässig und strafbar. Dies gilt insbesondere für Vervielfältigungen, Übersetzungen, Mikroverfilmungen und die Einspeicherung und Bearbeitung in elektronischen Systemen.

Die Wiedergabe von Gebrauchsnamen, Handelsnamen, Warenbezeichnungen usw. in diesem Werk berechtigt auch ohne besondere Kennzeichnung nicht zu der Annahme, dass solche Namen im Sinne der Warenzeichen- und Markenschutz-Gesetzgebung als frei zu betrachten wären und daher von jedermann benutzt werden dürften.

Die Informationen in diesem Werk wurden mit Sorgfalt erarbeitet. Dennoch können Fehler nicht vollständig ausgeschlossen werden und die Diplomica Verlag GmbH, die Autoren oder Übersetzer übernehmen keine juristische Verantwortung oder irgendeine Haftung für evtl. verbliebene fehlerhafte Angaben und deren Folgen.

Alle Rechte vorbehalten

© Diplomica Verlag GmbH
Hermannstal 119k, 22119 Hamburg
http://www.diplomica-verlag.de, Hamburg 2013
Printed in Germany

Kurzfassung

Der Gegenstand dieser Arbeit ist der Fachkräftemangel in der stationären Altenpflege. Die Arbeitsmigration von ausländischen Fachkräften wird als Maßnahme zur Bekämpfung des Fachkräftemangels vorgestellt. Zunächst werden die Herausforderungen, vor denen die Altenpflege in Deutschland steht, beschrieben. Dabei wird auf den demografischen Wandel sowie die wirtschaftlichen und rechtlichen Rahmenbedingungen eingegangen. Anschließend werden grundlegende Begrifflichkeiten im Kontext der Pflege und der Altenpflege definiert und thematisch eingeordnet. Nachdem diese Grundlagen geschaffen sind, werden die Arbeitsmigration sowie deren rechtliche Rahmenbedingungen vorgestellt und in Bezug zur Altenpflege in Deutschland gebracht. Des Weiteren wird aufgezeigt, wie die Anwerbung ausländischer Fachkräfte in der Praxis erfolgen könnte und welche Besonderheiten dabei zu beachten sind.

Schlagwörter: Pflege, Altenpflege, demografischer Wandel, Pflegebedarf, Fachkräftemangel, War for Talents, Fachkraftquote, Arbeitsmigration, Berufsqualifikationsfeststellungsgesetz, Personalbeschaffung, Personalintegration

Abstract

The scope of this study is the shortage of qualified personnel in the inpatient nursing care for the elderly. The labor migration of foreign qualified personnel is presented as a preventive measure of the shortage of qualified personnel. First, the challenges that are faced by the elderly care in Germany are described by focusing on the demographic change as well as the economical and legal circumstances. Second, the basic terms within the context of nursing care and elderly care are defined and thematically classified. As the theoretical basics have been laid, the labor migration and its legal circumstances are introduced and thereafter related to the elderly care in Germany. Finally, the study outlines how in practice the recruitment of foreign qualified personnel may take place and which particularities have to be considered.

Keywords: care, elderly care, demographic change, shortage of qualified personnel, war for talents, labor migration, legal circumstances, recruiting, staff integration

Inhaltsverzeichnis

Kurzfassung I

Abstract I

Inhaltsverzeichnis II

Abbildungsverzeichnis V

Tabellenverzeichnis V

Abkürzungsverzeichnis VI

1 Einführung 1
1.1 Motivation 1
1.2 Zielsetzung und Vorgehensweise 1
1.3 Aufbau 2

2 Herausforderungen 3
2.1 Einleitung 3
2.2 Altenpflege im Kontext der Demografie 3
2.2.1 Demografie 4
2.2.2 Demografischer Wandel 4
2.2.3 Demografischer Wandel in Deutschland 4
2.2.4 Einfluss des demografischen Wandels auf die Altenpflege 6
2.3 Pflegebedarf 7
2.4 Demenz 9
2.5 Fachkräftemangel 10
2.5.1 Belastungen 11
2.5.2 Wahrnehmung 12
2.5.3 Vergütung 12
2.5.4 Zivildienst 13
2.6 War for Talents 15
2.7 Pflegereform 15
2.8 Ausbildung 16
2.9 Fazit 18

3 Pflege 19
3.1 Einleitung 19
3.2 Gesundheitswirtschaft 19

3.3	Soziale Pflegeversicherung	21
3.4	Pflegebegriff	22
3.5	Pflegebedürftigkeit	23
3.6	Pflegstufen	24
3.7	Pflegeform	24
3.7.1	Ambulante Pflege	25
3.7.2	Teilstationäre Pflege und Kurzzeitpflege	25
3.7.3	Stationäre Pflege	25
3.8	Professionelle Pflegekräfte	26
3.9	Fazit	26
4	**Altenpflege**	**27**
4.1	Einleitung	27
4.2	Rechtliche Grundlagen	27
4.2.1	Heimgesetz	27
4.2.2	Heimpersonalverordnung	29
4.2.3	Altenpflegegesetz	30
4.3	Altenpflegebegriff	31
4.3.1	Altenhilfe	31
4.3.2	Alte Menschen	32
4.3.3	Stationäre Altenpflegeeinrichtungen	32
4.4	Berufsbild	33
4.5	Abgrenzung Krankenpfleger	34
4.6	Fachkraftquote	36
4.7	Fachkraft als Arbeitnehmer	38
4.8	Fazit	38
5	**Arbeitsmigration**	**39**
5.1	Einleitung	39
5.2	Migrationsbegriff	39
5.2.1	Binnen- und Internationale Migration	40
5.2.2	Einflussfaktoren	41
5.2.3	Migrationsformen	41
5.3	Arbeitsmigrationsbegriff	42
5.3.1	Arbeitsmigration in Deutschland	42
5.3.2	Green Card Initiative	44
5.3.3	Zuwanderungsgesetz	44
5.4	Arbeitsmigration in der EU	45
5.4.1	Rechtliche Grundlagen	45

5.4.2	Arbeitnehmerfreizügigkeit	46
5.4.3	Chancen und Risiken der Arbeitnehmerfreizügigkeit	47
5.4.4	2+3+2 Modell	47
5.4.5	Bulgarien, Rumänien und Kroatien	48
5.4.6	Auswirkungen der EU-Osterweiterung	48
5.5	Blaue Karte für Hochqualifizierte	49
5.6	Berufsqualifikationsfeststellungsgesetz	51
5.7	Migrationsstatistik	53
5.7.1	EU-Mitgliedsstaaten	54
5.7.2	Drittstaaten	55
5.8	Fazit	56
6	**Arbeitsmigration in der stationären Altenpflege**	**57**
6.1	Einleitung	57
6.2	Personalbedarf	57
6.3	Personalbeschaffung	58
6.3.1	EURES	58
6.3.2	Direkte Ansprache	59
6.3.3	Fachkräftevermittlung	60
6.4	Personalintegration	60
6.4.1	Personalbindung	60
6.4.2	Relocation-Service	61
6.4.3	Sprache	62
6.5	Berufsbezeichnung	63
6.5.1	Persönliche und gesundheitliche Eignung	64
6.5.2	Kenntnisse der deutschen Sprache	65
6.5.3	Gleichwertigkeit	66
6.6	Fazit	67
7	**Abschluss**	**68**
7.1	Zusammenfassung	68
7.2	Fazit	69
7.3	Ausblick	70
Anhang		**72**
Literaturverzeichnis		**78**
Erklärung		**108**

Abbildungsverzeichnis

Abbildung 1: Altersaufbau 5
Abbildung 2: Altersgruppen 6
Abbildung 3: Fachkräftemangel 10
Abbildung 4: Verteilung BFD nach Alter 14
Abbildung 5: Anstieg Gesundheitsberufe 20
Abbildung 6: Zuwachs Gesundheitsberufe 20
Abbildung 7: Altersverteilung 43
Abbildung 8: Migrationstrend 49
Abbildung 9: Arbeitslosenquoten 2012 54
Abbildung 10: Pflegeausbildung in der EU 77

Tabellenverzeichnis

Tabelle 1: Heimrecht der Länder 28
Tabelle 2: HeimPersV der Länder 30
Tabelle 3: Zuzüge nach Deutschland 2011 Top 20 40
Tabelle 4: Arbeitsmigration Drittstaaten 55
Tabelle 5: Globalskala Sprachniveau 65
Tabelle 6: Unterschiede gem. KrPflAPrV und AltPflAPrV 73
Tabelle 7: zuständige Stellen Altenpflege 76

Abkürzungsverzeichnis

AEUV	Vertrag über die Arbeitsweise der Europäischen Union
AGVP	Arbeitgeberverband Pflege
AHK	Deutsche Auslandshandelskammer
AltPflאPrV	Altenpflege-Ausbildungs- und Prüfungsverordnung
AltPflG	Altenpflegegesetz
ANA	American Nurses Association
ArbRGenÄndV	Verordnung zur Änderung und Aufhebung arbeitsgenehmigungsrechtlicher Vorschriften
ASB	Arbeiter-Samariter-Bund
AufenthG	Aufenthaltsgesetz
AuslG	Ausländergesetz
BA	Bundesagentur für Arbeit
BAFzA	Bundesamt für Familie und zivilgesellschaftliche Aufgaben
BAZ	Bundesamt für den Zivildienst
BFD	Bundesfreiwilligendienst
BFDG	Bundesfreiwilligendienstgesetz
BGB	Bürgerliches Gesetzbuch
BiB	Bundesinstitut für Bevölkerungsforschung
BKK	Betriebskrankenkasse
BMAS	Bundesministerium für Arbeit und Soziales
BMBF	Bundesministerium für Bildung und Forschung
BMFSFJ	Bundesministerium für Familie, Senioren Frauen und Jugend
BMG	Bundesministerium für Gesundheit
BMI	Bundesministerium für Inneres
BMWi	Bundesministerium für Wirtschaft und Technologie
BQFG	Berufsqualifikationsfeststellungsgesetz

BVerfG	Bundesverfassungsgericht
BZRG	Bundeszentralregistergesetz
DBfK	Deutscher Berufsverband für Pflegeberufe
DBT	Deutscher Bundestag
DGB	Deutscher Gewerkschaftsbund
DIHK	Deutscher Industrie- und Handelskammertag
DIMDI	Deutsches Institut für Medizinische Dokumentation und Information
dpa	Deutsche Presse Agentur
EG	Europäische Gemeinschaft
et al.	et alii
EU	Europäische Union
EuGH	Europäischer Gerichtshof
EURES	European Employment Services
EUV	Vertrag über die Europäische Union
EWR	Europäischer Wirtschaftsraum
FreizügG/EU	Freizügigkeitsgesetz/EU
GER	Gemeinsamer Europäischer Referenzrahmen für Sprachen
GG	Grundgesetz
HeimG	Heimgesetz
HeimPersV	Heimpersonalverordnung
i.d.R	im der Regel
i.H.v.	in Höhe von
i.S.d	im Sinne des
i.V.m.	in Verbindung mit
ICN	International Council of Nurses
ISCO	International Standard Classification of Occupations
IT-ArGV	IT-Arbeitsgenehmigungsverordnung
IT-AV	IT-Aufenthaltsverordnung

KDVG	Kriegsdienstverweigerungsgesetz
KOM	Europäische Kommission
KrPflG	Krankenpflegegesetz
MDS	Medizinischer Dienst des Spitzenverbandes Bund der Krankenkassen
Mio.	Million
Mrd.	Milliarde
OECD	Organisation for Economic Co-operation and Development
PflegeArbbV	Pflegearbeitsbedingungenverordnung
PfWG	Pflegeweiterentwicklungsgesetz
PNG	Pflege-Neuausrichtungs-Gesetz
RL	Richtlinie
SbStG	Selbstbestimmungsstärkungsgesetz
SbStG-DVO	Selbstbestimmungsstärkungsgesetz-Durchführungsverordnung
SGB	Sozialgesetzbuch
StatBA	Statistisches Bundesamt
UN	United Nations
VG	Verwaltungsgericht
WPflG	Wehrpflichtgesetz
ZAV	Zentrale Auslands- und Fachvermittlung
ZDG	Zivildienstgesetz
zit.	zitiert
ZuwandG	Zuwanderungsgesetz

1 Einführung

1.1 Motivation

In der Altenpflege ist viel Bewegung – nur irgendwie geht es nicht so recht voran. Dass uns der Pflegenotstand angesichts fehlender Fachkräfte in Deutschland früher oder später einholen wird, ist in der Fachwelt schon längst kein Geheimnis mehr. Kaum eine Woche vergeht, in der nicht neue Statistiken und Zahlen zum Fachkräftemangel in der Pflege veröffentlicht werden. Expertenmeinungen zur Akademisierung der Pflegeausbildung, zum Lohn- und Leistungsniveau in der stationären Altenpflege oder zur Neuausrichtung der sozialen Pflegeversicherung bereichern die Diskussion zusätzlich. Mit Gesetzesänderungen, Beschäftigungsinitiativen und Imagekampagnen versucht die Politik der Problematik Herr zu werden.

Gut ein halbes Jahr nach dem „Pflegejahr 2011" lässt sich heute die berechtigte Frage stellen: Und nun? Nach der ambitioniert angekündigten Pflegereform steht auf der Habenseite eine leichte Beitragserhöhung in 2013, Leistungssteigerungen in den Pflegestufen, eine staatliche Förderung zur privaten Pflegevorsorge, dem sog. „Pflege-Bahr", und die Überlegung die Pflegeausbildung zu reformieren. Die seit langem vorbereitete und geforderte Neudefinition des Pflegebedürftigkeitsbegriffes, bleibt die Pflegereform jedoch weiterhin schuldig.

In den Einrichtungen der stationären Altenpflege zeichnet sich abseits der politischen Sichtweise der Dinge ein einheitliches Stimmungsbild: Es ist bereits „5 nach 12". Der Fachkräftemangel ist längst zur Realität geworden. Angesichts des steigenden Pflegebedarfs nehmen zunehmend mehr Einrichtungen ihr Glück selbst in die Hand und begeben sich auf der Suche nach qualifizierten Fachkräften auf die ausländischen Arbeitsmärkte.

1.2 Zielsetzung und Vorgehensweise

Ziel dieser Arbeit ist zum einen aufzuzeigen, dass die stationäre Altenpflege aktuell unter einem Fachkräftemangel leidet und auch zukünftig verstärkt leiden wird. Zum anderen soll die Arbeitsmigration als eine geeignete Maßnahme vorgestellt werden, mit der dem Fachkräftemangel begegnet werden könnte. Zudem werden die rechtlichen Vorschriften hinsichtlich der Anerkennung beruflicher Qualifikationen aus dem Ausland im Rahmen dieser Arbeit eine zentrale Rolle spielen. Dafür werden zu Beginn Grundlagen geschaffen, die einem besseren Verständnis der Ausgangsproblematik dienen. Darauf aufbauend wird die Arbeitsmigration unter theoretischen als auch praktischen Gesichtspunkten erarbeitet. Zum Zwecke einer besseren Lesbarkeit werden im Rahmen dieser Arbeit vorwiegend geschlechtsneutrale Formulierungen bzw. die männliche Form verwendet. So wird beispielsweise allgemein vom „Altenpfleger" gesprochen. Gemeint sind jedoch sowohl männliche als auch weibliche Altenpflegekräfte.

1.3 Aufbau

Die Arbeit ist insgesamt in sieben Kapitel untergliedert. Nachdem im ersten Kapitel die Motivation dieser Arbeit dargelegt und die Zielsetzung sowie der Aufbau beschrieben werden, stehen im zweiten Kapitel die personellen Herausforderungen in der stationären Altenpflege im Mittelpunkt der Betrachtung. Dabei wird der Fachkräftemangel in der stationären Altenpflege als zentrale Herausforderung identifiziert. In diesem Zusammenhang werden neben dem demografischen Wandel weitere Einflussfaktoren auf den Fachkräftemangel vorgestellt.

Im dritten Kapitel werden zunächst grundlegende Begrifflichkeiten aus der Pflege definiert, auf denen im vierten Kapitel die Ausführungen zur Altenpflege aufbauen. Neben den rechtlichen Rahmenbedingungen und Definitionen von Begriffen aus der Altenpflege liegt der Schwerpunkt dieses Kapitels auf dem Berufsbild des Altenpflegers. Im fünften Kapitel wird zunächst der Migrationsbegriff erläutert, um darauf aufbauend die Arbeitsmigration zu erarbeiten. Das Zuwanderungsgesetz und das Berufsqualifikationsfeststellunggesetz bilden in diesem Kapitel die relevanten Gesetzesgrundlagen. Die gewonnenen Erkenntnisse aus den ersten fünf Kapiteln finden im sechsten Kapitel Anwendung, indem Handlungsempfehlungen für die Arbeitsmigration in der stationären Altenpflege entwickelt werden. Es wird aufgezeigt, was im Antragsverfahren zur beruflichen Anerkennung von Qualifikationen zu beachten ist und wie Fachkräfte aus dem Ausland identifiziert, rekrutiert und gebunden werden können. Das siebte Kapitel schließt mit einer Zusammenfassung und einem Ausblick die Arbeit ab.

2 Herausforderungen

2.1 Einleitung

In diesem Kapitel soll verdeutlicht werden, vor welchen Herausforderungen, vor allem personeller Art, die Altenpflege aktuell steht und zukünftig stehen wird. Im Kontext der *Demografie* hat der *demografische Wandel* einen direkten Einfluss auf die Altenpflege. Auf der einen Seite wird der *Pflegebedarf* in den kommenden Jahren steigen und Erkrankungen wie die *Demenz* werden weiter an Bedeutung zunehmen. Auf der anderen Seite wird eine Verknappung gut *ausgebildeter* Fachkräfte erwartet. Dieser *Fachkräftemangel* treibt die Träger der stationären Altenpflege in den *War for Talents*. Um diesen für sich zu entscheiden, müssen die Träger die Fachkräfte für sich gewinnen und langfristig binden und das trotz der hohen *Belastungen*, der niedrigen *Vergütung*, der negativen *Wahrnehmung* des Berufsbildes, des Wegfalls des *Zivildienstes* und der politischen Einflussnahme durch *Pflegereformen*. Das Ziel dieses Kapitels soll es sein, den demografisch und gesellschaftlich bedingten Fachkräftemangel als zentrale Herausforderung in der stationären Altenpflege herauszustellen.

2.2 Altenpflege im Kontext der Demografie

> „The dominant factor for business in the next two decades - absent war, pestilence, or collision with a comet - is not going to be economics or technology. It will be demographics."[1]

Das Zitat von Drucker verdeutlicht anschaulich, dass die Entwicklung der Demografie zukünftig eine zentrale Rolle in der Wirtschaft spielen wird. Insbesondere in Deutschland wird die Branche der Altenpflege massiv durch den demografischen Wandel beeinflusst. Sowohl ein steigender Pflegebedarf als auch der sich verschärfende Fachkräftemangel lassen sich auf die demografische Entwicklung zurückführen.

---

[1] Drucker, P.F. (1997), S. 20

2.2.1 Demografie

Unter Demografie ist im engeren Sinne die Untersuchung der Zusammensetzung und Veränderung von Bevölkerungen hinsichtlich spezifischer Merkmale wie Alter, Geschlecht, Nationalität, Familienstand etc. zu verstehen. Relevante Daten und Kennziffern werden statistisch erfasst und gemessen.[2] Durch demografische Erhebungen lassen sich Prognosen zur Bevölkerungsentwicklung erstellen, die u.a. Rückschlüsse auf die zukünftigen Rahmenbedingungen in der Altenpflege ermöglichen.

2.2.2 Demografischer Wandel

Spricht man vom „Demografischen Wandel", so ist damit die Veränderung in der Zusammensetzung der Altersstruktur einer Bevölkerung gemeint. Diese Veränderung umfasst im Kern das Altern mit der Perspektive eines Rückgangs der Bevölkerung.[3] Die entscheidenden Einflussgrößen sind hierbei die Fertilität (Geburtenrate), die Mortalität (Sterblichkeit bzw. Lebenserwartung) und die Migration (grenzüberschreitende Wanderungsbewegungen). Ein Rückgang der Bevölkerung tritt folglich dann ein, wenn die Lebenserwartung der Bevölkerung zunimmt, gleichzeitig die Fertilität unter das Bestandserhaltungsniveau sinkt und sie durch die Migration nicht mehr ausgeglichen werden kann. Das Altern der Bevölkerung ist ein globales Phänomen, wohingegen die Schrumpfung abhängig von nationalen bzw. lokalen Gegebenheiten ist.[4]

2.2.3 Demografischer Wandel in Deutschland

In Deutschland treffen die Voraussetzungen für eine schrumpfende Bevölkerung zu. Die Lebenserwartung wird bis ins Jahr 2030 kontinuierlich für neugeborene Jungen auf 81,0 Jahre und für Mädchen auf 85,7 Jahre ansteigen.[5] Auch das Erreichen eines Alters jenseits der 100 Jahre wird in „entwickelten" Staaten keine Seltenheit mehr darstellen.[6] Die Fertilität von 1,6 Kindern je Frau liegt unter dem notwendigen Bestanderhaltungsniveau von 2,1 Kindern. Somit wird jede folgende Müttergeneration kleiner als die vorherige sein und den Rückgang weiter verschärfen.[7] Zudem sterben seit 1972

---

[2] vgl. BiB (2004), S. 7, Neitz, M. (2006), S. 3

[3] vgl. Henseke, G.; Kühntopf, S. et al. (2011), S. 4, 16, Höpflinger, F. (2011), S. 1

[4] vgl. Henseke, G.; Kühntopf, S. et al. (2011), S. 4, 12

[5] vgl. StatBA (2011), S. 9

[6] vgl. Czechl, M.; Eggert, D. et al. (2011), S. 31

[7] vgl. Meier, J.; Esche, A. (2006), S. 4, Kreyenfeld, M. (2011), S. 1-2, StatBA (2011a), S. 10-11

jährlich mehr Menschen als Kinder geboren werden. 2010 lag die Differenz bei rund 181.000 und 2011 bei rund 190.000 Menschen.[8] Der Wanderungssaldo[9] ist seit 2010 zwar wieder positiv[10], doch langfristig reicht die Zuwanderung nicht aus, um den Rückgang aufzufangen.[11] Infolge dessen geht die Bevölkerung in Deutschland seit 2003 kontinuierlich zurück. Von ca. 82 Mio. Menschen zum Ende 2008 wird die Bevölkerungszahl bis ins Jahr 2060 auf ca. 70 Mio. bis 65 Mio. Menschen zurückgehen.[12] Des Weiteren sieht sich die deutsche Bevölkerung mit einer sog. „doppelten demografischen Alterung" konfrontiert. Der Anteil älterer Menschen erhöht sich als Folge des Geburtenrückgangs und gleichzeitig steigt ihre Anzahl aufgrund der erhöhten Lebenserwartung.[13] Dadurch verändert sich grundlegend die Altersstruktur der deutschen Bevölkerung.

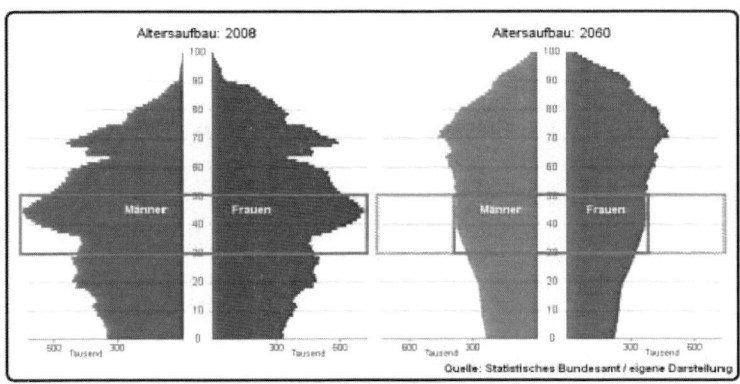

Abbildung 1: Altersaufbau

Stehen heute noch die 43-Jährigen in der Mitte der Altersverteilung, wird ab dem Jahr 2045 etwa die Hälfte der deutschen Bevölkerung älter als 52 Jahre sein. Bis zum Jahr 2020 wird die deutsche Bevölkerung im mittleren Alter von 30 bis unter 50 Jahren um ca. 4 Mio. (18%) schrumpfen, wohingegen die Altersgruppen der 50- bis 65-Jährigen um 24% und die der Hochaltrigen[14] um 48% steigen wird. Im Jahr 2060 wird rund ein Drittel der deutschen Bevölkerung 65 Jahre oder älter sein und es werden doppelt so

---

[8] vgl. StatBA (2012c), S. 1

[9] Gemeint ist Zu- oder Abnahme einer Bevölkerung durch Wanderung, die als Differenz zwischen den Zuzügen nach Deutschland und den Fortzügen ins Ausland dargestellt wird.

[10] 2011 wurde ein deutlicher Wanderungsüberschuss von 279.000 Menschen erzielt.

[11] vgl. StatBA (2012b), S. 1-2, BMI (2012b), S. 2

[12] vgl. StatBA (2009), S. 12

[13] vgl. Buck, H.; Kistler, E. et al. (2002), S. 16, Höpflinger, F. (2011), S. 2

[14] Es wird von hochaltrigen Menschen ab dem 80. bis 85. Lebensjahr gesprochen.

viele 70-Jährige leben, wie Kinder geboren werden.[15] Die Anzahl der unter 20-Jährigen wird im Jahr 2060 nur um ca. 1 Mio. höher sein als die Anzahl an Hochaltrigen. Absolut wird die Anzahl der heute unter 20-Jährigen von ca. 16 Mio. auf etwa 10 Mio. im Jahr 2060 zurückgehen.[16]

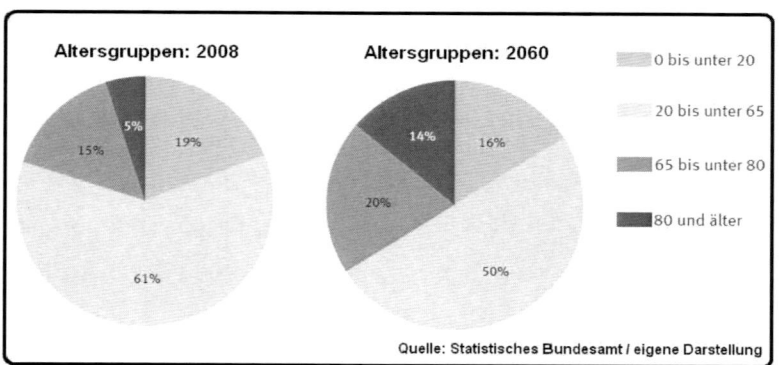

Abbildung 2: Altersgruppen

2008 waren ca. 5% der Bevölkerung 80 Jahre und älter. Prognostiziert wird, dass der Anteil der Hochaltrigen bereits im Jahr 2030 bei 8,3% liegen könnte. In 50 Jahren wird jeder siebente (14%) 80 Jahre oder älter sein.[17] Diese Entwicklungen wirken sich auch auf den Bereich der Altenpflege aus.

2.2.4 Einfluss des demografischen Wandels auf die Altenpflege

Die Alterung der Bevölkerung beeinflusst die Altenpflege in doppelter Hinsicht. Zum einen steigt die Altersstruktur der Erwerbstätigen, d.h. das Pflegepersonal selbst wird zunehmend älter. Diese Entwicklung wird verstärkt, da die Anzahl junger Berufsanfänger demografisch bedingt rückläufig sein wird.[18] Zum anderen nimmt die Anzahl der Pflegebedürftigen stetig zu. Ein Blick auf die Bevölkerungspyramide veranschaulicht[19], dass die geburtenstarken Jahrgänge, die sog. Generation der Babyboomer[20], die Anzahl der Pflegebedürftigen massiv erhöhen werden, wenn diese in den kommenden Jahren das entsprechende Alter erreichen.

---

[15] vgl. StatBA (2009), S. 14

[16] vgl. StatBA (2009), S. 16

[17] vgl. Bertelsmann Stiftung (2011), S. 5, StatBA (2011b), S. 11, StatBA (2009), S. 16

[18] vgl. Pfeiffer, I.; Kaiser, S. (2009), S. 7,18, Freiling, T. (2011b), S. 11, Brandenburg, U.; Domschke, J.P. (2007), S. 27-29, Köchling, A., Weber, U., Reindl, J., Weber, B. (2005), S. 4

[19] vgl. Abbildung 1 Altersaufbau

[20] Gemeint ist die amerikanische Bezeichnung der Generation, die zwischen 1944 und 1964 in Folge des zweiten Weltkrieges geboren wurde.

Folgen des demografischen Wandels lassen sich beispielsweise durch eine Erhöhung der Arbeitsproduktivität, durch Professionalisierung der Arbeitsprozesse oder durch Rationalisierung bedingt durch den technischen Fortschritt in Maßen eindämmen.[21] In einer personalaufwendigen Dienstleistungsbranche wie der Altenpflege sind derartige Ansätze jedoch wenig zielführend. Des Weiteren wird die Anzahl der pflegeintensiven Bewohner mit multimorbiden Erkrankungen[22] und Demenz aufgrund der erhöhten Lebenserwartung und der damit einsetzenden Hochaltrigkeit in den Altenpflegeeinrichtungen steigen.[23] Schon jetzt spiegeln sich die Auswirkungen des demografischen Wandels im aktuellen Pflegebedarf wider.

2.3 Pflegebedarf

Ende des Jahres 2009 galten 2,34 Mio. Menschen in Deutschland als pflegebedürftig im Sinne des SGB XI[24]. Basierend auf der Alterung der Bevölkerung ist gegenüber dem Jahr 2007 die Zahl der Pflegebedürftigen um insgesamt 91.000 Personen (4,1%) gestiegen.[25] In diesem Zusammenhang wird ein weiterer Anstieg auf rund 2,9 Mio. in 2020 und 3,3 Mio. in 2030 sowie 4,4 Mio. in 2050 prognostiziert.[26] Dieser Anstieg verursacht einen zusätzlichen Bedarf an Fach- und Hilfskräften in der Pflegewirtschaft. So werden bis 2030 bis zu 240.000 zusätzliche Fach- und Hilfskräfte in den stationären Pflegeeinrichtungen benötigt.[27] In diesem Kontext wird im politischen und berufspolitischen Sprachgebrauch von einem Pflegenotstand gesprochen, der im Besonderen für einen Personalmangel in der Altenpflege steht und sinnbildlich für eine problembelastete Gesundheits- und Pflegepolitik stehen kann.[28] Allein 2009 haben bereits 621.000 Beschäftigte in 11.600 Pflegeheimen 717.000 Pflegebedürftige vollstationär versorgt.[29] Das entspricht ca. 31% aller Pflegebedürftigen. Im Vergleich zu 2007 ist im Jahr 2009

---

[21] vgl. Freiling, T. (2011), S. 153-154, Müller, H. (2008), S. 24, Brandenburg, U.; Domschke, J.P. (2007), S. 29-30, Buttler, G. (1992), S. 127-128

[22] Gemeint ist das gleichzeitige Auftreten mehrerer Erkrankungen bei einer Person.

[23] vgl. Gröning, W.; Kromark, K. et al. (2012), S. 5-9, StatBA (2011a), S. 6, Czechl, M.; Eggert, D. et al. (2011), S. 104-114, Höpflinger, F. (2011), S. 2, Wingenfeld, K.; Kleina, T. (2011), S. 7

[24] Gemeint ist das XI. Buch des Sozialgesetzbuches.

[25] vgl. Pfaff, H. (2011), S. 4-7

[26] vgl. StatBA (2010), S. 27-29, AGVP (2011), S. 1, BMG (2012b), S. 14

[27] vgl. Augurzky, B.; Mennicken, R. (2011), S. 35

[28] vgl. van Lier, K.H. (2008), S. 1, Sperl, D. (1996), S. 147

[29] vgl. Pfaff, H. (2011), S. 4

zwar die Anzahl der in Heimen vollstationär Versorgten um 31.000 (4,6%) gestiegen, aber ein Trend weg von der häuslichen Pflege hin zur vollstationären Pflege in Heimen ist in diesem Zeitraum nicht zu erkennen. Dieser Umstand mag zunächst damit begründet sein, dass die häusliche Pflege durch die Angehörigen so lange wie möglich aufrecht erhalten wird.

Dass diese Form der Pflege zukünftig immer schwerer zu erbringen sein wird, liegt u.a. an der zunehmenden Kinderlosigkeit der (Ehe-)Paare in Deutschland. Wurde früher die Verantwortung im Rahmen der häuslichen Pflege von Familienangehörigen auf mehrere Schultern der Nachkommen verteilt, so wird sich die Verantwortung bei kinderarmen Familien in der Zukunft auf einen Einzelnen bzw. auf nur wenige Nachkommen oder bei fehlenden Nachkommen meist auf die Gesellschaft selbst verteilen. Des Weiteren wird der Eintritt eines Pflegefalls in der Familie zukünftig verstärkt in die Zeit der Erwerbstätigkeit der Nachkommen fallen, da die Geburtenhäufigkeit bei Frauen über 30 Jahren zunimmt.[30] Somit ist die Elterngeneration bereits in einem fortgeschrittenen Alter wenn die Kindergeneration in das Berufsleben einsteigt. Zudem kommt hinzu, dass die hohen Mobilitätsanforderungen an die jüngeren Generationen Familienstrukturen räumlich aufbrechen. Tritt ein Pflegefall in der Familie ein, kann die räumliche Entfernung die häusliche Pflege erschweren.[31]

Erst wenn die häusliche Pflege nicht mehr gewährleistet werden kann, erfolgt die vollstationäre Pflege. Daher ist nahezu jeder zweite Heimbewohner 85 Jahre oder älter und jeder fünfte schwerstpflegebedürftig aufgrund multimorbider Erkrankungen.[32] Dieser Umstand hat wiederum Auswirkungen auf die durchschnittliche Verweildauer. So ist diese im Vergleich zu 1994 von 56 Monate auf 41 Monate in 2008 gesunken.[33] Vergleicht man die aktuellen Zahlen der vollstationär Versorgten mit dem Jahr 1999[34], wird eine Verschiebung hin zur professionellen Pflege in Pflegeheimen deutlich. So ist die Anzahl der vollstationär versorgten Personen um 155.000 (27,5%) gestiegen und damit nahezu doppelt so groß wie bei den häuslich gepflegten Personen.[35] Es ist davon auszugehen, dass dieser Trend dauerhaft anhalten wird. Prognostiziert wird, dass bis

---

[30] vgl. Fenchel, V. (2012), S. 7
[31] vgl. Schmidt, R. (2012), S. 22
[32] vgl. Pfaff, H. (2011), S. 7
[33] vgl. Pattloch, D. (2010), S. 46, BMFSFJ (2008), S. 3, Brüll, H.M. (2005), S. 16-18
[34] Im Jahr 1999 wurde die Pflegestatistik eingeführt.
[35] vgl. Pfaff, H. (2011), S. 6-7

2050 ca. 48% der Pflegebedürftigen vollstationär versorgt werden, wobei gleichzeitig die Familienpflege sukzessiv von 48% auf 23% abnehmen wird.[36] Zusammenfassend lässt sich festhalten, dass in Deutschland ein steigender Pflegebedarf mit zunehmenden Anforderungen hinsichtlich der Pflegeintensität einer abnehmenden Anzahl an qualifizierten Pflegekräften gegenüberstehen wird.[37]

2.4 Demenz

„Also, krank bin ich nicht, das wollte ich Ihnen voran sagen."[38]

Das Zitat einer an Demenz erkrankten Person im frühen Stadium zeigt, dass es zumeist die Angehörigen sind, die im Alltag die Folgen der Erkrankung wie die Minderung der Merkfähigkeit, das Nachlassen des Gedächtnisses oder die Störungen des Denkvermögens noch vor den Betroffenen selbst wahrnehmen.[39] Folglich bezeichnet Demenz eine Gruppe von Krankheitsbildern, bei denen Gehirnfunktionen wie Gedächtnis, Orientierung, Sprache und Lernfähigkeit unwiderruflich verloren gehen.[40]

Nach aktuellen Schätzungen leiden rund 1,3 Mio. Menschen in Deutschland an den Folgen der Demenzerkrankung. Eine Verdopplung bis ins Jahr 2050 wird prognostiziert.[41] Da die Wahrscheinlichkeit an Demenz zu erkranken nach dem 65. Lebensjahr deutlich ansteigt[42], spielt die Demenz im Kontext der Altenpflege eine nicht unerhebliche Rolle. Der aktuelle Bericht zur Qualität in der ambulanten und stationären Pflege verdeutlicht diese Entwicklung. Rund 61% der 62.000 befragten stationär betreuten Pflegeheimbewohner waren demnach in ihrer Alltagskompetenz[43] durch Demenz eingeschränkt.[44]

Der wachsende Bedarf an sensibler Betreuung und pflegerischer Versorgung muss entsprechend durch qualifizierte Fachkräfte in der stationären Altenpflege abgedeckt

---

[36] vgl. Schmidt, R. (2012), S. 23
[37] vgl. Gröning, W.; Kromark, K. et al. (2012), S. 9
[38] Köhn, K. zit. nach Niebuhr, M. (2010), S. 39
[39] vgl. Gutzmann, H.; Brauer, T. (2007), S. 13
[40] vgl. DIMDI (2012), Sütterlin, S.; Hoßmann, I. et al. (2011), S. 6-9, Brüggemann, J.; Brucker, U. et al. (2009), S. 32-39
[41] vgl. Sütterlin, S.; Hoßmann, I. et al. (2011), S. 14
[42] vgl. Sütterlin, S.; Hoßmann, I. et al. (2011), S. 10, Brüggemann, J.; Brucker, U. et al. (2009), S. 28
[43] i.S.d. § 14 Abs. 4 Nr. 1-4 SGB XI
[44] vgl. MDS (2012), S. 16

werden.[45] Zudem beabsichtigt die Politik, den Pflegebedürftigkeitsbegriff i.S.d. SGB XI neu zu definieren. Zukünftig soll dieser auch die Demenz umfassen.

2.5 Fachkräftemangel

Da keine allgemeingültige Definition des Begriffes „Fachkräftemangel" existiert, soll nachfolgend unter dem Fachkräftemangel ein Nachfrageüberhang an Fachkräften, die zu den herrschenden Markbedingungen bereit sind eine Tätigkeit aufzunehmen, zu verstehen sein.[46] Was unter einer Fachkraft in der Altenpflege zu verstehen ist, wird im weiteren Verlauf der Arbeit gesondert herausgestellt.

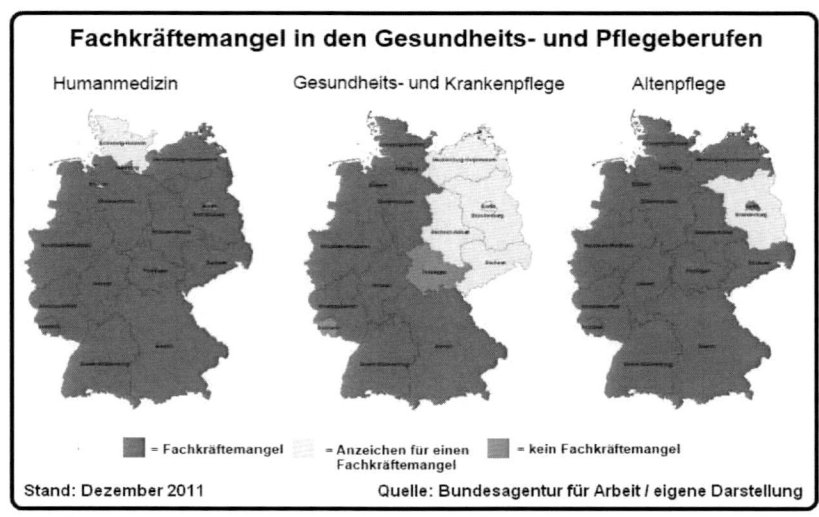

Abbildung 3: Fachkräftemangel

Wie die Abbildung verdeutlicht, lässt sich ein Fachkräftemangel in Deutschland in dem Berufsfeld der Gesundheits- und Pflegeberufe feststellen. Im Rahmen der Fachkräfteoffensive des Bundesministeriums für Arbeit und Soziales, des Bundesministeriums für Wirtschaft und Technologie und der Bundesagentur für Arbeit, wurde speziell der Beruf der examinierten Altenpfleger als „Mangelberuf" herausgestellt.[47] Da in der stationären Altenpflege eine gesetzliche Fachkraftquote festgesetzt ist, ist der vorherrschende Fachkräftemangel besonders brisant.

Ein Fachkräftemangel spiegelt sich in der Dauer wider, bis eine freie Stelle durch eine Fachkraft besetzt werden kann. Ein weiteres Anzeichen eines Fachkräftemangels ist das Verhältnis zwischen den gemeldeten freien Stellen und den arbeitsuchenden Fach-

---

[45] vgl. Niebuhr, M. (2010), S. 13, Gutzmann, H.; Brauer, T. (2007), S. 7-13, 87-89, Brüggemann, J.; Brucker, U. et al. (2009), S. 202-203

[46] vgl. Ostwald, D.; Ehrhard, T. et al. (2010), S. 17

[47] vgl. BMAS (2012b): Fachkräfteengpässe in Deutschland - Pfleger, Altenpfleger, Sozialarbeiter

kräften.⁴⁸ So waren 2011 die freien Stellen für examinierte Altenpflegefachkräfte im Vergleich zur bundesdurchschnittlichen Besetzungszeit rund 65% länger unbesetzt. Auf 100 gemeldete Stellen kamen 2011 lediglich 42 arbeitssuchende Fachkräfte.⁴⁹ Wenn unbesetzte Stellen trotz Arbeitslosigkeit nicht besetzt werden können, liegt ein arbeitsmarktbedingter „Mismatch" vor. Dieser entsteht, wenn Angebot und Nachfrage aufgrund von fehlenden Informationen oder Anforderungen bzw. Erwartungen an berufliche Qualifikationen, Regionen oder Sektoren nicht harmonieren.⁵⁰ Die Ursache des Fachkräftemangels in der Altenpflege ist auf verschiedene sich gegenseitig beeinflussende Faktoren zurückzuführen. Neben den Folgen des demografischen Wandels werden nachfolgend einige weitere Einflussgrößen kurz umrissen.

2.5.1 Belastungen

> *„Pflege [...] ist menschliche Zuwendung und keine Akkordarbeit."*⁵¹

Soweit die Theorie, aber in der Praxis herrscht ein anderes Bild vor. Das Arbeiten in Mehrschichtsystemen und die Erhöhung der Arbeitsproduktivität in der stationären Altenpflege schlägt sich negativ auf den Gesundheitszustand und die Arbeitsmotivation der Pflegekräfte nieder. Die Arbeitsverdichtung und die Zunahme pflegeferner Tätigkeiten, wie z.B. Dokumentationsaufgaben, fallen zu Lasten der Pflege- bzw. Betreuungszeit.⁵²

> *„Beine waschen, abreiben, das ist alles, mit einem Lappen zwei Beine waschen, das ist nicht schön. Habe ich auch schon gesagt, kümmern die sich nicht drum. Waschlappen ausgewrungen, abgerieben, fertig. Alles schnell, zack, zack, zack."*⁵³

Das Zitat steht exemplarisch für den hohen Zeitdruck. Dieser kann sich negativ auf die Selbstpflege⁵⁴ auswirken, was nicht selten ein Burnout-Syndrom⁵⁵ bei Pflegekräften auslöst und zu gewalttätigen Übergriffen auf die Bewohner führen kann.⁵⁶ Hinzu

---

⁴⁸ vgl. BA (2011b), S. 15-16
⁴⁹ ebenda
⁵⁰ vgl. BA (2011), S. 6, Boockmann, B.; Harsch, K. et al. (2011), S. 86
⁵¹ Bahr, Daniel (2012), S. 2
⁵² vgl. Kromark, K.; Ostendorf, P. (2011), S. 27-30, Benirschke, M. (2011): Altenpfleger hassen das Image des "Urinkellners", ASB (2011), S. 5-6, DBT (2002), S. 281
⁵³ Clausen, C. zit. nach Niebuhr, M. (2010), S. 41
⁵⁴ Unter der Selbstpflege sollen hier Tätigkeiten, wie Ruhen, Trinken, Ernähren etc. zu verstehen sein.
⁵⁵ Gemeint ist ein auf Stress und berufliche Überbelastung zurückzuführender Zustand körperlicher, emotionaler und geistiger Erschöpfung.
⁵⁶ vgl. Gelderman, B. (2011), S. 57, Zander, B.; Dobler, L. et al. (2011), S. 98, Graß, H.; Walentich, G. et al. (2007), S. 367-368, Schoot, E.; Oginska, H. et al. (2005), S. 57-62

kommt die psychisch zunehmend anspruchsvollere Arbeit bei der Versorgung multimorbider, schwerstkranker oder sterbender Bewohner in der stationären Altenpflege. Die Sterbebegleitung sowie der Umgang mit Schmerz und Leid werden von den Pflegekräften als gefühlsmäßig belastend wahrgenommen.[57] Neben diesen psychischen Belastungen sind die Pflegekräfte hohen körperlichen Belastungen ausgesetzt. Hebetätigkeiten und die ungünstige Körperhaltung, wie das Arbeiten in gebückter oder kniender Position, führen zu Beschwerden im Hals- und Lendenwirbelsäulenbereich und somit zu krankheitsbedingten Fehlzeiten.[58] Viele Beschäftigte in der Altenpflege scheinen den psychischen und physischen Belastungen nicht gewachsen zu sein. Dieser Umstand spiegelt sich in der durchschnittlichen Verweildauer der Fachkräfte von 12,7 Jahren und der negativen Erwartungshaltung hinsichtlich einer Berufsausübung bis zum Erreichen des Renteneintrittsalters wider.[59]

2.5.2 Wahrnehmung

Die Altenpflege hat mit einer geringen Wertschätzung des Berufsbildes zu kämpfen.[60] Diese resultiert u.a. aus einer negativen medialen Wahrnehmung, den aktiv bzw. passiv gesammelten Alltagserfahrungen und der noch jungen Professionalisierung des Berufsbildes.[61] So hindert das noch immer verbreitete Image, Altenpflege sei „schlecht bezahlte Frauenarbeit", junge Nachwuchskräfte für den Beruf zu begeistern.[62] Daher hat sich die Politik im Rahmen des „Jahres der Pflege" 2011 ausdrücklich dafür ausgesprochen, die Attraktivität des Berufsbildes zu verbessern.[63]

2.5.3 Vergütung

Ein wichtiger Schritt auf dem Weg zur Verbesserung der Attraktivität war die Einführung des Mindestlohnes für die Hilfskräfte in der Altenpflege.[64] Seit dem 1. Januar 2012 erhalten Hilfskräfte, die überwiegend pflegerische Tätigkeiten in der Grundpfle-

---

[57] vgl. Kromark, K.; Ostendorf, P. (2011), S. 30-32, Brüll, H.M. (2005), S. 19-20

[58] vgl. Kromark, K.; Ostendorf, P. (2011), S. 27-28, Küsgens, I. (2005), S. 204-209, Estryn-Behar, M.; Le Nézet, O. et al. (2005), S. 102-107

[59] vgl. Hackmann, T. (2009), S. 19, Deutscher Verein (2012), S. 14

[60] vgl. AGVP (2011), S. 2, Ciesinger, K.G.; Goesmann, C. et al. (2011), S. 3, Deutscher Verein (2012), S. 8, 24-25, DBT (2002), S. 281, Klie, T. (2012), S. 129-134

[61] vgl. Fischer, U. (2010), S. 250, Ciesinger, K.G.; Goesmann, C. et al. (2011), S. 5

[62] vgl. Gelderman, B. (2011), S. 71-72, dpa (2011): Vorurteile und schlechtes Image, Benirschke, M. (2011): Altenpfleger hassen das Image des "Urinkellners", Ciesinger, K.G.; Goesmann, C. et al. (2011), S. 5-6

[63] vgl. BMG (2011c), S. 1, Regierungskoalition (2009), S. 92

[64] vgl. Boockmann, B.; Harsch, K. et al. (2011), S. 103-111, AGVP (2010), S. 1

ge[65] übernehmen, 8,75 Euro in den alten Bundesländern (einschließlich Berlin) und 7,75 Euro je Stunde in den neuen Bundesländern.[66] Dieser Mindestlohn hat jedoch keinen Einfluss auf das Lohnniveau für Fachkräfte. Die zugelassenen Altenpflegeinrichtungen i.S.d. SGB XI müssen ihren Beschäftigten ortsübliche Arbeitsvergütungen zahlen.[67] Die Höhe wird von den Landesverbänden der Pflegekassen festgestellt und kann sich aus Tarifverträgen, kirchlichen Regelungen oder aus den lokalen Durchschnittsgehältern ergeben. So sieht beispielsweise der Tarifvertrag der öffentlichen Träger[68] für eine Fachkraft ein durchschnittliches monatliches Bruttoentgelt (Einstiegsniveau ohne Zulagen) von 2.292,43 Euro vor.[69] Aufgrund der unterschiedlichen Entgeltrahmen der Träger können die Bruttoentgelte mitunter erheblich variieren, bewegen sich im Durchschnitt jedoch zwischen 2.100 Euro und 2.400 Euro.[70] Im Kontext des Fachkräftemangels werden neben dem Gehalt auch monetäre Anreizsysteme wie Prämien, Übernahme von Umzugskosten, kostenlose Plätze in Kindertagesstätten, kostengünstiger Wohnraum oder eine betriebliche Altersvorsorge entscheidende Einflussfaktoren bei der Wahl des Arbeitgebers sein.[71]

2.5.4 Zivildienst

Bis zum 30. Juni 2011 wurden wehrpflichtige Männer im Rahmen des Grundwehrdienstes und einer anschließenden Wehrübung zum Kriegsdienst an der Waffe verpflichtet.[72] Da jedoch niemand gegen sein Gewissen zum Kriegsdienst an der Waffe gezwungen werden kann, bestand die Möglichkeit auf Antrag den Kriegsdienst zu verweigern.[73] Nach Anerkennung des Antrags auf Kriegsdienstverweigerung, war als Wehrersatzdienst der Zivildienst vorgesehen.[74] Die Zivildienstleistenden erfüllten Aufgaben im sozialen Bereich, die dem Allgemeinwohl dienten.[75] Bis zur Aussetzung der Wehrpflicht zum 30. Juni 2011 und dem damit verbundenen Wegfall des Zivildienstes gab es durchschnittlich jährlich 107.822 Zivildienstplätze, wobei allein 2008 von insge-

---

[65] vgl. § 14 Abs. 4 Nr. 1-3 SGB XI

[66] vgl. § 2 PflegeArbbV

[67] vgl. § 72 Abs. 3 Satz 1 Nr. 2 SGB XI

[68] vgl. Tarifvertrag für den öffentlichen Dienst (TVöD), Besonderer Teil Pflege- und Betreuungseinrichtungen (BT-B), gültig vom 01.03.2012 bis zum 31.12.2012.

[69] vgl. Klenk, M. (2012): Gehaltsrechner für den Öffentlichen Dienst

[70] vgl. Engelen-Kefer, U. (2012), S. 74-75

[71] vgl. DBfK (2010b), S. 1

[72] vgl. §§ 1, 4 ff. WPflG

[73] vgl. § 1 Abs. 1, §§ 2 ff. KDVG, Art. 4 Abs. 3 GG

[74] vgl. § 1 Abs. 2, §§ 5 ff. KDVG, Art. 12a Abs. 2 GG

[75] vgl. § 1 ZDG

samt 85.149 einberufenen Zivildienstleistenden, 62,3% in der Pflege arbeiteten.[76] Um den Wegfall der Zivildienstleistenden teilweise zu kompensieren, wurde der Bundesfreiwilligendienst, nachfolgend BFD, zum 1. Juli 2011 eingeführt. Im BFD können sich Frauen und Männer für das Allgemeinwohl engagieren und ihre sozialen, ökologischen, kulturellen sowie interkulturellen Kompetenzen ausbauen.[77] Der BFD steht, anders als der Zivildienst, Männern und Frauen altersunabhängig ab Erfüllung der Vollzeitschulpflicht offen. Im ersten Quartal 2012 haben sich 18.538 Freiwillige für den BFD gemeldet. Finanzmittel des Bundes stehen für 35.000 gleichzeitig am Programm teilnehmende Freiwillige zur Verfügung.[78] Vom 1. Juli 2011 bis zum 16. April 2012 wurden insgesamt 42.241 BFD-Verhältnisse eingegangen. Der Anteil der jugendlichen Männer unter 27 Jahren lag bei rund 30%. Insgesamt waren 20% der Freiwilligen älter als 50 Jahre.[79] Vor allem in den neuen Bundesländern war der Anteil der über 27-Jährigen überproportional hoch. Es wird ein Einfluss der Arbeitsmarktstrukturen vermutet, da Arbeitssuchende den Freiwilligendienst als eine Alternative zum Arbeitsmarkt sehen.[80]

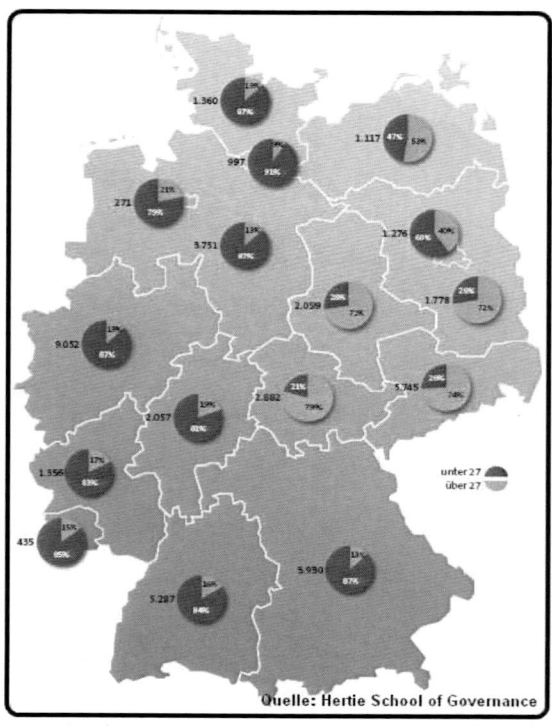

Abbildung 4: Verteilung BFD nach Alter

---

[76] vgl. BAZ(2009): Aufgliederung der Zivildienstplätze in Deutschland nach Tätigkeitsgruppen im Jahr 2008, BAZ (2011): Gesamtzahl der Einberufungen zum Zivildienst pro Jahr von 1997 bis 2010 BAZ (2011b): Bestand an Zivildienstplätzen in Deutschland von 1999 bis 2011

[77] vgl. § 1 BFDG, BMFSFJ (2011), S. 13, BMFSFJ (2010b), S. 1

[78] vgl. BAFzA (2012), S. 1, DBT (2012), S. 4, BMFSFJ (2010b), S. 2

[79] vgl. DBT (2012d), S. 3, Wiedemann, J. (2012): Der Bufdi ist Schröders zweiter Wonneproppen

[80] vgl. Anheier, H.; Beller, A. et al. (2012), S. 9

Die Branchenverbände standen dem BFD anfänglich kritisch gegenüber.[81] Zwar hat sich das Meinungsbild deutlich verbessert, ob aber die erwarteten negativen Auswirkungen auf die Bewerbersituation[82] eintreten bleibt abzuwarten.[83]

2.6 War for Talents

Im Kontext des demografischen Wandels und des Fachkräftemangels stehen die Träger der Altenpflege vor der Herausforderung des War for Talents. Der Begriff ist auf den Titel einer Studie der Unternehmensberatung McKinsey aus dem Jahr 1997 zurückzuführen und wurde durch die Publikation „The War for Talent" geprägt.[84] Der Begriff umschreibt den Wettbewerb der Unternehmen um qualifizierte Fachkräfte. Diese zu gewinnen, entwickeln und langfristig an das eigene Unternehmen zu binden, stellt besonders in Zeiten des Fachkräftemangels einen entscheidenden Wettbewerbsvorteil dar.[85] Neben anderen Altenpflegeeinrichtungen treten vor allem Krankenhäuser als Konkurrenten im Kampf um die Fachkräfte auf. Die Träger der Altenpflege müssen sich daher als attraktiver Arbeitgeber am Arbeitsmarkt positionieren. In diesem Zusammenhang wird vom sog. „Employer Branding" gesprochen.

2.7 Pflegereform

Wie die Aussetzung der Wehrpflicht bereits gezeigt hat, haben politische Maßnahmen weitreichende Auswirkungen auf den staatlich stark regulierten Pflegemarkt. So auch die sog. Pflegereformen. Das im Rahmen der Pflegereform 2008 erlassene Pflegeweiterentwicklungsgesetz (PfWG) sollte die soziale Pflegeversicherung noch besser auf die Bedürfnisse und Wünsche der Pflegebedürftigen sowie ihrer Angehörigen ausrichten.[86] So ist beispielsweise die Pflegezeit[87] auf diese Reform zurückzuführen.[88] Am 29. Juni

---

[81] vgl. Ipsos (2011), S. 1-2, DBfK (2011), S. 1

[82] Der Zivildienst hatte vor allem die jugendlichen Männer zu einer Ausbildung in der Pflege animiert. Ein Wegfall der Bewerbergruppe hätte direkte Auswirkungen auf den Fachkräftemangel.

[83] vgl. Anheier, H.; Beller, A. et al. (2012), S. 9-15

[84] vgl. Michaels, E.; Handfield-Jones, H. et al. (2009), S. X

[85] vgl. Michaels, E.; Handfield-Jones, H. et al. (2009), S. 2-3

[86] vgl. DBT (2007), S. 1

[87] Gemeint ist die unter einen Sonderkündigungsschutz gestellte Freistellung von Arbeitnehmern, die für eine begrenzte Zeitdauer pflegebedürftige Angehörige versorgen können.

[88] vgl. Art. 3 PfWG

2012 wurde im Rahmen der aktuellen Pflegereform das Pflege-Neuausrichtungs-Gesetz (PNG) beschlossen.

Mit Wirkung zum 1. Januar 2013 soll im Rahmen des PNG erstmals in Deutschland eine staatliche Förderung zur privaten Pflegezusatzversicherung eingeführt werden, die sich langfristig auch auf den War for Talents auswirken könnte.[89]

> „[...] [Wir] brauchen [...] neben dem bestehenden Umlageverfahren eine Ergänzung durch Kapitaldeckung, die verpflichtend, individualisiert und generationengerecht ausgestaltet sein muss."[90]

Der demografische Wandel belastet die Umlagefinanzierung[91] der sozialen Pflegeversicherung zunehmend.[92] Bereits in der Koalitionsvereinbarung der Regierungskoalition wurde an dieser Stelle ein Handlungsbedarf erkannt. Unabhängig von der aktuellen Kritik[93] von Opposition, Gewerkschaften und Sozialverbänden an den Plänen, eine staatliche Förderung der privaten Pflegevorsorge einzuführen, zeigt der Vorstoß, dass der privaten Pflegevorsorge langfristig eine zentrale Funktion bei der Finanzierung der Altenpflege zukommen wird. Im Kontext dieser Entwicklung hin zu einer privatwirtschaftlichen Finanzierung ist es vorstellbar, dass die Träger der Altenpflege zukünftig verstärkt hinsichtlich der Qualität der angebotenen Pflegedienstleistung in Konkurrenz zueinander treten werden. Dies würde mit einer Erhöhung des Fachkräfteanteils in den Heimen bzw. einem steigenden Bedarf an Fachkräften einhergehen und damit zur Verschärfung des Kampfes um die Fachkräfte führen.

2.8 Ausbildung

Die Berufsausbildung bestimmt sich nach dem Altenpflegegesetz (AltPflG) und der Altenpflege-Ausbildungs- und Prüfungsverordnung (AltPflAPrV). Die Ausbildung zum Altenpfleger steht vor einem tiefgreifenden Umbruch. Die gemeinsam durch Bund, Länder und Verbänden getragene „Ausbildungs- und Qualifizierungsoffensive Altenpflege" sieht im Fachkräftemangel den Anlass, die Pflegeberufe grundlegend zu modernisieren

---

[89] vgl. DBT (2012b), S. 39, BMG (2012c), S. 1-2, DBT (2012f), S. 15

[90] Regierungskoalition (2009), S. 93

[91] Gemeint ist ein Finanzierungssystem, bei dem die eingezahlten Beiträge unmittelbar zur Finanzierung der gesetzlich vorgeschriebenen Leistungen aufgebracht werden.

[92] vgl. Bundesrat (2012b), S. 1-2

[93] vgl. Pausder, M. (2012): 5 Euro Zuschuss lösen keine Pflegeprobleme, DGB (2012): 'Pflege-Bahr' zeigt Versagen auf ganzer Linie, Kleinlein, A. (2012): Gigantische Verschwendung von Steuergeldern durch staatlich geförderte Pflegeversicherung

und dadurch die Altenpflege attraktiver zu gestalten.[94] Zudem wird die Akademisierung des Berufsbildes diskutiert.[95] Die Berufsfelder der Kranken- und Altenpflege sollen zukünftig zu einem neuen Ausbildungsberuf zur „generalistischen" Pflegekraft[96] zusammengeführt werden. Basierend auf fundierten wissenschaftlichen und praxiserprobten Erkenntnissen soll ein neues Berufsbild entwickelt werden. Dafür sollen die Pflegeberufe[97] zusammenführt und die Voraussetzungen für eine akademische Pflegeausbildung geschaffen werden.[98] Zudem wird die Integration der Ausbildung in das staatliche Bildungssystem und eine horizontale sowie vertikale Durchlässigkeit der Bildungsangebote gefordert.[99] Das Pflegeberufsgesetz soll das Altenpflegegesetz bzw. das Krankenpflegegesetz ablösen.

Das Eckpunktepapier zur Vorbereitung des Entwurfes eines neuen Pflegeberufsgesetztes der Bund-Länder-Arbeitsgruppe liefert bereits konkrete Gestaltungsmöglichkeiten. Unklar ist, wie sich die geplante Änderung der Richtlinie 2005/36/EG[100] über die Anerkennung von Berufsqualifikationen auf das Vorhaben auswirken wird. Für eine umstandslose Anerkennung des Ausbildungsberufs des Krankenpflegers innerhalb der EU soll zukünftig die Zulassungsvoraussetzung der zehnjährigen allgemeinen Schulausbildung auf zwölf Jahre oder einer bestandenen Prüfung von gleichwertigem Niveau angehoben werden, was in 24 der 27 EU-Staaten bereits der Fall ist. Die Zusammenführung der Berufsbilder auf nationaler Ebene, verbunden mit der Zulassungsvoraussetzungen der zehnjährigen allgemeinen Schulausbildung, steht somit der geplanten Änderung der Richtlinie entgegen.[101] Mit Verweis auf den Fachkräftemangel und der Befürchtung einer vollständigen Akademisierung des Berufes, lehnt der Bundesrat dieses Änderungsvorhaben ab.[102]

---

[94] vgl. BMG (2012), S. 5, BMAS (2011), S. 29, Gehrz, A. (2011), S. 6-8, Regierungskoalition (2009), S. 92-93
[95] vgl. Gieseke, S. (2012): Uni-Abschluss für Altenpfleger
[96] vgl. BMG (2012), S. 12
[97] Gemeint sind die Ausbildungsberufe zum Altenpfleger, Gesundheits- und Krankenpfleger sowie zum Gesundheits- und Kinderkrankenpfleger.
[98] vgl. Gehrz, A. (2011), S. 11, BMG (2012), S. 3, Gettig, U. (2012), S. 86
[99] vgl. Gettig, U. (2012), S. 86
[100] Richtlinie über die Anerkennung von Berufsqualifikationen in der EU.
[101] vgl. BMG (2012), S. 3, 9-11, KOM (2011), S. 11, 19
[102] vgl. Bundesrat (2012), S. 20-21

2.9 Fazit

Die Altenpflege steht vor großen personellen Herausforderungen, wobei der Fachkräftemangel als zentrale Herausforderung der Altenpflege zu sehen ist. Die Folgen des demografischen Wandels wirken sich speziell in der Altenpflege in doppelter Hinsicht aus. Dem steigenden Pflegebedarf wird zukünftig nicht mit der nötigen Anzahl an Fachkräften begegnet werden können. Die Ursachen dieses Fachkräftemangels sind vielfältig, sei es nun die hohe Arbeitsbelastung oder das negative Berufsimage. Das hat auch die Politik erkannt und versucht das Berufsfeld der Altenpflege durch einen neuen generalistischen Pflegeberuf attraktiver zu gestalten. Sofern die geplante Änderung der Richtlinie 2005/36/EG durchgeführt würde, müsste die Zulassungsvoraussetzung der zwölfjährigen allgemeinen Schulausbildung trotz des nationalen Widerstandes auch im Pflegeberufsgesetz berücksichtigt werden.[103] Bis jedoch derartige Maßnahmen greifen, müssen sich die Träger der stationären Altenpflege dem War for Talents um die wenigen Fachkräfte stellen. Ein Weg, diesem Fachkräftemangel bereits kurzfristig entgegenzuwirken zu können, ist die Migration. Doch bevor auf die Migration in der Altenpflege eingegangen werden kann, sollen zunächst grundlegende Begrifflichkeiten im Kontext der Altenpflege definiert und voneinander abgegrenzt werden.

---

[103] vgl. Art. 288 AEUV

3 Pflege

3.1 Einleitung

Diskussionen rund um den Pflegenotstand bzw. den Fachkräftemangel als zentrale Herausforderung in der Altenpflege sind in der Politik und der Gesundheitswirtschaft allgegenwärtig. Um diese Diskussionen richtig bewerten zu können, empfiehlt es sich wesentliche Begrifflichkeiten wie die *Gesundheitswirtschaft* genauer zu beleuchten. Die Gesundheitswirtschaft nimmt als Anbieter und Nachfrager von Gütern und Dienstleistungen eine wichtige Position in der deutschen Volkswirtschaft ein. Die Pflege spielt als Kernbereich der Gesundheitswirtschaft eine zentrale Rolle, sei es im *stationären, teilstationären* oder *ambulanten* Bereich. Bevor jedoch die *Pflegeformen* im Einzelnen betrachtet werden, sind zunächst die Begriffe der *Pflege* bzw. der *Pflegebedürftigkeit* im Kontext der *sozialen Pflegeversicherung* zu definieren. Des Weiteren soll der Unterschied zwischen der *professionellen-* und der *Laienpflege* aufgezeigt werden. Ziel dieses Kapitels ist ein Grundverständnis für die Pflege zu erzeugen. Zudem sollen die für die Arbeit relevanten Begrifflichkeiten definiert werden, da in den nachfolgenden Kapiteln darauf aufgebaut wird.

3.2 Gesundheitswirtschaft

Unter dem Begriff Gesundheitswirtschaft ist ein Wirtschaftszweig zu verstehen, der sich auf die Erstellung und Vermarktung von Gütern und Dienstleistungen, die der Bewahrung und Wiederherstellung von Gesundheit dienen, spezialisiert hat. Somit umfasst der Begriff nicht nur die stationären oder ambulanten Einrichtungen im engeren Sinn, sondern vielmehr auch Bereiche der medizinischen Vorleistungs- und Zulieferindustrie, des Baugewerbes, des Handels oder der Informations- und Kommunikationsindustrie. Die Gesundheitswirtschaft ist als eine Querschnittsbranche zu verstehen.[104]

Diese wachstumsstarke Querschnittsbranche wird zu den Zukunftsbranchen der deutschen Wirtschaft gezählt. Das Marktvolumen betrug im Jahr 2009 rund 277 Mrd. Euro.[105] Zu diesem Zeitpunkt waren ca. 4,735 Mio. Menschen in über 800 Gesundheits-

---

[104] vgl. BMWi (2011), S. 4, BA (2011b), S. 17, Henke, K.; Troppens, S. et al. (2011), S. 7, Ranscht, A.; Ostwald, D. (2010), S. 31-47, T-Systems (2010), S. 4, Klinkmann, H. (2006), S. 2

[105] vgl. Henke, K.; Troppens, S. et al. (2011), S. 8, Augurzky, B.; Mennicken, R. (2011), S. 7

und Pflegeberufen beschäftigt, das entspricht 11,8% aller Erwerbstätigen[106] in Deutschland.[107] Im Vergleich zu anderen Dienstleistungsberufen stieg die Anzahl der Beschäftigten in den Gesundheits- und Pflegeberufen deutlich an.

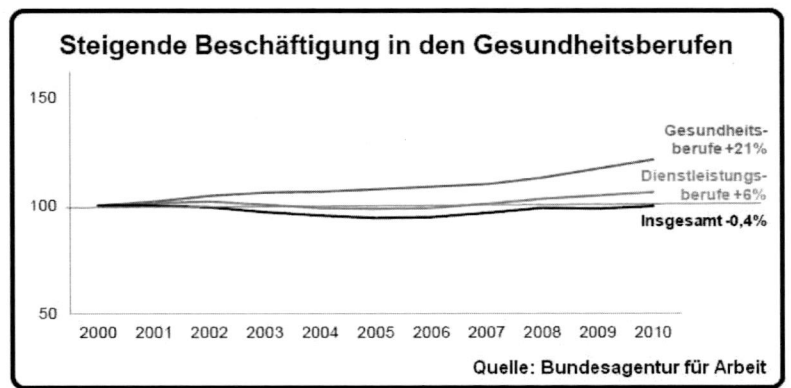

Abbildung 5: Anstieg Gesundheitsberufe

Auf die pflegerischen Dienstleistungen der stationären und ambulanten Einrichtungen entfielen für das Jahr 2009 rund 30 Mio. Euro des gesamten Marktvolumens. 60% der in der Gesundheitswirtschaft beschäftigten Menschen lassen sich ebenfalls diesem Kernbereich zuordnen.[108] Bei näherer Betrachtung der Beschäftigungsentwicklung wird deutlich, dass im ambulanten Bereich der pflegerischen Dienstleistungen stärkere Zuwachszahlen in der Vollzeitbeschäftigung als im stationären Bereich verzeichnet wurden.[109] Hinsichtlich der einzelnen Berufsgruppen konnte die Altenpflege den deutlichsten Zuwachs verzeichnen.

Zuwachs 2000 - 2009 (Vollkräfte)	
Berufe	
	in 1.000 VK
Altenpfleger	82
Therapeutische Berufe a. n. g.	36
Physiotherapeuten	35
Gesundheits- und Krankenpfleger	33
Gesundheits- und Krankenpflegehelfer	33
(zahn-)medizinische Fachangestellte	28
Ärzte	26
Quelle: Bundesministerium für Wirtschaft und Technologie	

Abbildung 6: Zuwachs Gesundheitsberufe

---

[106] Sind Personen ab dem Alter von 15 Jahren, die gegen Entgelt einer beruflichen Tätigkeit nachgehen, in einem Arbeitsverhältnis stehen, selbständig ein Gewerbe bzw. Landwirtschaft betreiben oder einen Freien Beruf ausüben.

[107] vgl. BMG (2011b), S. 160, BA (2011b), S. 5

[108] vgl. Henke, K.; Troppens, S. et al. (2011), S. 41

[109] vgl. Henke, K.; Troppens, S. et al. (2011), S. 42

Dieser Anstieg ist auf die kontinuierliche Zunahme an professionell betreuten Pflegebedürftigen zurückzuführen.[110] Bevor vertiefend auf die Situation in der stationären Altenpflege eingegangen werden kann, bedarf es im Vorfeld einiger Definitionen und Abgrenzungen grundlegender Begrifflichkeiten.

3.3 Soziale Pflegeversicherung

Seit dem 1. Januar 1995 gehört die soziale Pflegeversicherung, neben der gesetzlichen Renten-, Kranken-, Berufsunfall- und Arbeitslosenversicherung als fünfte Säule, zu den Grundpfeilern des deutschen Sozialstaates. Der Beitragssatz beträgt aktuell 1,95%, den versicherungspflichtige Beschäftige und deren Arbeitgeber je zur Hälfte tragen. Allerdings zahlen Kinderlose, die das 23. Lebensjahr vollendet haben und nach dem 31. Dezember 1939 geboren wurden, einen Beitragszuschlag i.H.v. 0,25%.[111]

Zum 1. Januar 2013 soll der Beitragssatz auf 2,05% erhöht werden. Diese Pflichtversicherung wurde konzipiert, um einen Teil der Kosten zu decken, die für die Pflege eines Menschen notwendig sind. Weiterhin soll sie dazu beitragen, dass der Pflegebedürftige trotz seiner Hilfebedürftigkeit ein selbstbestimmtes und menschenwürdiges Leben führen kann.[112] Die Leistungen erstrecken sich auf Geld- und Sachleistungen bzw. auf eine Kombination dieser beiden Leistungsarten.[113]

Mit der Einführung der sozialen Pflegeversicherung wurden zum einen die Leistungsansprüche auf einen staatlichen Träger gebündelt und zum anderen wurde die Pflegebedürftigkeit als allgemeines Risiko anerkannt.[114] In der Sozialen Pflegeversicherung sind rund 69,48 Mio. Menschen versichert, wobei rund 2,46 Mio. Versicherte eine Leistung aus der Pflegeversicherung beziehen. Seit der Einführung der Pflegeversicherung sind die Ausgaben von ca. 5 Mrd. Euro auf nahezu 21 Mrd. Euro gestiegen.[115] Die gesetzlichen Bestimmungen zur sozialen Pflegeversicherung sind im Sozialgesetzbuch (SGB) im Rahmen des XI. Buches geregelt.

---

[110] vgl. Henke, K.; Troppens, S. et al. (2011), S. 44, Augurzky, B.; Mennicken, R. (2011), S. 7
[111] vgl. §§ 55 ff. SGB XI
[112] vgl. Martini, A. (2012), Interview mit Daniel Bahr, BMG (2011), S. 98, § 3 SGB XI
[113] vgl. § 4 SGB XI
[114] vgl. Haberkern, K. (2009), S. 63-66, Häcker, J. (2008), S. 6-7, 13-15
[115] vgl. BMG (2012), S. 1-3, Dumeier, K. (2012), S. 36

3.4 Pflegebegriff

> *„Alle Begriffe, in denen sich ein ganzer Prozess semiotisch zusammenfasst, entziehen sich der Definition; definierbar ist nur Das [sic], was keine Geschichte hat."*[116]

Nietzsches Erkenntnis verdeutlicht, warum ein multidimensionaler Begriff wie die Pflege schwer zu definieren ist. So sucht man beispielsweise in den gesetzlichen Regelungen zur sozialen Pflegeversicherung in Deutschland vergeblich nach einer allgemeingültigen Definition des Pflegebegriffes. Neben verschiedenen Definitionsansätzen in der Literatur als auch der Definition der American Nurses Association (ANA) hat sich weltweit vor allem die Definition des International Council of Nurses (ICN) etabliert.[117] Gemäß der deutschen Übersetzung des Berufsverbandes für Pflegeberufe, umfasst

> *„Pflege[118] [...] die eigenverantwortliche Versorgung und Betreuung, allein oder in Kooperation mit anderen Berufsangehörigen, von Menschen aller Altersgruppen, von Familien oder Lebensgemeinschaften, sowie von Gruppen und sozialen Gemeinschaften, ob krank oder gesund, in allen Lebenssituationen (Settings).[..]"*[119]

Demzufolge erhalten Menschen eine Betreuung und Versorgung durch eine professionelle Pflegekraft, die der Pflege bedürfen. Was einen professionellen Pfleger ausmacht und wonach sich die Pflegebedürftigkeit im Einzelnen bemisst, lässt die allgemeingültig formulierte Definition offen.

Hinsichtlich der Betreuung und Versorgung soll Pflege nicht nur zur Bewahrung, sondern vor allem zur Aktivierung und Rehabilitation von Fähigkeiten beitragen. Dieses Pflegeverständnis spiegelt sich auch im SGB XI wider.[120] Die Pflegebedürftigkeit richtet sich grundsätzlich nach den individuellen Gegebenheiten. In Deutschland ist, anders als der Pflegebegriff selbst, die Pflegebedürftigkeit im SGB XI definiert.

---

[116] Nietzsche, F. zit. nach Kellner, A. (2011), S. 221

[117] vgl. ANA (2007), S. 1, ICN (2010): Definition of Nursing, Haberkern, K. (2009), 21-23, Reibnitz, C. (2009), S. 5-6, Kellner, A. (2011), S. 221-222, Menche, N. (2011), S. 24, Müller, H. (2008), S. 20-23

[118] Unter Pflege ist hier die professionelle Pflege durch einen Altenpfleger, Gesundheits- und Kinderkrankenpfleger oder Gesundheits- und Krankenpfleger zu verstehen.

[119] DBfK (2010c), S. 1

[120] vgl. §§ 2 Abs. 1, 5 Abs. 2, 11 Abs. 1, 28 Abs. 4 SGB XI

3.5 Pflegebedürftigkeit

Das Risiko der Pflegebedürftigkeit liegt vor dem 60. Lebensjahr bei rund 0,8% und steigt auf rund 29,7% nach dem 80. Lebensjahr an.[121] Die Pflegebedürftigkeit ist begrifflich in das Konzept der Aktivitäten des täglichen Lebens[122] einzuordnen. Demnach sind Personen pflegebedürftig, die aufgrund einer körperlichen, geistigen oder seelischen Krankheit oder Behinderung für die gewöhnlichen und regelmäßig wiederkehrenden Verrichtungen im Ablauf des täglichen Lebens auf Dauer, jedoch voraussichtlich für mindestens sechs Monate, in erheblichem oder höherem Maße der Hilfe bedürfen.[123]

Die Hilfe besteht aus der teilweisen oder vollständigen Übernahme der Verrichtungen im Ablauf des täglichen Lebens oder in der Beaufsichtigung bzw. Anleitung mit dem Ziel, dass der Pflegebedürftige diese Verrichtungen eigenständig übernehmen kann.[124] Zu diesen Verrichtungen zählen die Körperpflege, die Nahrungsaufnahme, die Mobilität und die hauswirtschaftlichen Versorgungen der pflegebedürftigen Personen.[125] In welchem Umfang Leistungen aus der sozialen Pflegeversicherung gewährt werden, bemisst sich nach quantitativen sowie qualitativen Gesichtspunkten und findet Ausdruck in den sog. Pflegestufen.[126] Die gewährten Leistungen unterliegen zudem dem Grundsatz der Notwendigkeit und Wirtschaftlichkeit.[127]

Die einseitige und enge Ausrichtung der aktuell gültigen Definition auf körperliche Beeinträchtigungen wird in der Wissenschaft und Praxis bereits seit der Einführung kritisch diskutiert.[128] Kognitive und psychische Beeinträchtigungen, wie beispielsweise bei an Demenz erkrankten Personen, werden durch die derzeitige Definition nicht ausreichend berücksichtigt.[129]

---

[121] vgl. BMG (2012b), S. 14

[122] Die Aktivitäten des täglichen Lebens (ATL) bezeichnen wiederkehrende Tätigkeiten zur Erfüllung menschlichen Grundbedürfnisse, wie sich bewegen, waschen und kleiden, essen und trinken, atmen, kommunizieren etc.

[123] vgl. § 14 Abs. 1 SGB XI

[124] vgl. § 14 Abs. 3 SGB XI

[125] vgl. § 14 Abs. 4 SGB XI

[126] vgl. Pattloch, D. (2010), S. 54-55

[127] vgl. § 29 SGB XI

[128] vgl. Dumeier, K. (2012), S. 39, BMG (2009), S. 70

[129] vgl. Gohde, J.; Udsching, P. et al. (2009), S. 50-51, Gohde, J. (2012), S. 2-16, DBfK (2012), S. 2-3, BKK Bundesverband (2012), S. 2-3, Wingenfeld, K.; Büscher, A. et al. (2011), S. 11, 18-22, Klie, T. (1999b), S. 19, Klie, T. (1999), S. 201, Pattloch, D. (2010), S. 60-61

Bereits 2009 kam der von der damaligen Bundesregierung eingerichtete Beirat zu dem Ergebnis, dass der Pflegebedürftigkeitsbegriff fachlich grundlegend neu ausgerichtet werden müsse.

> *„Der Beirat hält einen Begriff der Pflegebedürftigkeit für erforderlich, der alle körperlichen und geistigen bzw. psychischen Einschränkungen und Störungen umfasst, sowie ein Bewertungssystem, das Lebens- und Bedarfslagen hilfe- und pflegebedürftiger Menschen flexibel erfasst und einen hohen Grad an Differenziertheit gewährleistet, aber auch Transparenz und Akzeptanz für die Betroffenen sicherstellt."*[130]

Der grundsätzliche Perspektivwechsel müsse sich zudem auch im Bewertungsverfahren vollziehen. Das derzeitige Verfahren basiert auf der Erfassung des zeitlichen Pflegeaufwandes bzw. der Häufigkeit von Hilfeleistungen. Zukünftig müsse im Fokus der Bewertung der Grad der Selbstständigkeit bei der Durchführung von Aktivitäten stehen.[131] Das Pflege-Neuausrichtungs-Gesetz liefert entgegen der Forderung des Koalitionsvertrages der Regierungskoalition keine Neudefinition der Pflegbedürftigkeit.[132]

3.6 Pflegstufen

Das SGB unterscheidet derzeit grundlegend in drei Pflegestufen: Den erheblich Pflegebedürftigen (Pflegestufe I), den Schwerpflegebedürftigen (Pflegestufe II) und den Schwerstpflegebedürftigen (Pflegestufe III).[133] Darüber hinaus können Leistungen bei einer eingeschränkten Alltagskompetenz, einer Vorstufe der Pflegestufe I, gewährt werden. In diesem Zusammenhang wird von der sog. Pflegestufe 0 gesprochen. Diese findet beispielsweise bei der Betreuung von an Demenz erkrankten Personen Anwendung.[134]

3.7 Pflegeform

Hinsichtlich der Pflegeform lassen sich die ambulante, die teilstationäre- bzw. Kurzzeitpflege und die (voll-)stationäre Pflege differenzieren. Da der Pflegebedürftige mög-

---

[130] BMG (2009), S. 71

[131] vgl. Dumeier, K. (2012), S. 39, BMG (2009), S. 72

[132] vgl. DBT (2012b), S. 33-35, Martini, A. (2012): Interview mit Daniel Bahr, Regierungskoalition (2009), S. 93

[133] vgl. § 15 SGB XI

[134] vgl. §§ 45a ff. SGB XI, BMG (2011), S. 31, BMG (2008), S. 9

lichst lange in seiner häuslichen Umgebung verbleiben soll, gilt bezüglich der Pflegeform der Grundsatz „ambulante vor stationärer Pflege".[135]

3.7.1 Ambulante Pflege

Die ambulante Pflege versteht sich als Ergänzung zur häuslichen Pflege durch Familie, Nachbarschaft oder sonstige soziale Netzwerke. Sie wird durch ambulante Pflegedienste gewährleistet. Diese sind selbstständig wirtschaftende Einrichtungen und pflegen bzw. versorgen den Pflegebedürftigen unter ständiger Verantwortung einer ausgebildeten Pflegekraft.[136] Sobald der Pflegebedarf den Gestaltungsspielraum der häuslichen Pflege übersteigt oder es die pflegende Person zeitweilig zu entlasten gilt, spricht man von der teilstationären Pflege oder Kurzzeitpflege.

3.7.2 Teilstationäre Pflege und Kurzzeitpflege

Unter der teilstationären Pflege ist eine Tages- bzw. Nachtpflege in einer stationären Pflegeeinrichtung zu verstehen. Die Kurzzeitpflege ist hingegen eine vorübergehende stationäre Pflege bis max. 4 Wochen pro Kalenderjahr. Leistungen aus der sozialen Pflegeversicherung werden unabhängig von den Pflegestufen gewährt.[137]

3.7.3 Stationäre Pflege

Sobald der Pflegebedarf über eine häusliche bzw. teilstationäre Pflege hinausgeht, bedarf es einer vollstationären Pflege. In Deutschland entfallen 96% der insgesamt 845.000 Pflegeplätze auf die stationäre Pflege, wobei rund 87% dieser Plätze auf Pflegebedürftige der Stufen I bis III entfallen.[138] Die in der Hochaltrigkeit einsetzende Pflegestufe III bedingt zwangsläufig die Notwendigkeit der stationären Pflege.[139] Diese findet ganztägig in entsprechenden zugelassenen Pflegeeinrichtungen[140] wie z.B. den Pflege- oder Altenheimen statt und umfasst die Grund- und Behandlungspflege, soziale Betreuung sowie die hauswirtschaftliche Versorgung unter ständiger Verantwortung professioneller Pflegekräfte.[141]

---

[135] vgl. Wingenfeld, K.; Kleina, T. et al. (2011), S. 7, §§ 3, 36-40, 45b SGB XI, Klie, T. (1999), S. 190
[136] vgl. § 71 Abs. 1 SGB XI
[137] vgl. §§ 41, 42 SBG XI, Erdmann, Y. (2005), S. 44, T-Systems (2010), S. 5-6, Klie, T. (1999b), S. 23-24
[138] vgl. Pfaff, H. (2011), S. 15-17
[139] vgl. BMG (2011), S. 51, T-Systems (2010), S. 6-7, Klie, T. (1999b), S. 24, § 43 Abs. 1 SGB XI
[140] vgl. § 72 Abs. 1 SGB XI
[141] vgl. § 71 Abs. 2 SGB XI

3.8 Professionelle Pflegekräfte

Pflegepersonen wie Angehörige, Freunde oder Nachbarn, die nicht erwerbstätig einen Pflegebedürftigen im Sinne des SGB in seiner häuslichen Umgebung pflegen, bezeichnet man als nichtprofessionelle Pflegekräfte bzw. Laien.[142] Von professionellen Pflegekräften spricht man hingegen, sobald eine erwerbsmäßige Pflege nach qualifiziert fachlichen Maßstäben erfolgt, die auf einem berufsethisch begründeten Verhalten basiert.[143] Professionelle Pflegekraft i.S.d. § 71 SGB XI ist, wer eine erfolgreich abgeschlossene Ausbildung als u.a. Altenpfleger sowie eine zweijährige einschlägige Berufserfahrung innerhalb der letzten 5 Jahre vorweisen kann.[144]

3.9 Fazit

Zusammenfassend lässt sich festhalten, dass die Pflegewirtschaft eine zentrale Rolle in der deutschen Wirtschaft spielt und zukünftig weiter an Bedeutung zunehmen wird. Unter dem Begriff der Pflege soll im Rahmen dieser Arbeit grundsätzlich eine professionelle pflegerische Betreuung und Versorgung pflegebedürftiger Menschen verstanden werden, wobei der Pflegebedürftigkeitsbegriff des SGB maßgeblich ist. Leistungsansprüche aus der sozialen Pflegeversicherung werden nicht im Fokus dieser Arbeit stehen. Somit wird nachfolgend nicht weiter hinsichtlich der einzelnen Pflegestufen differenziert, sondern nur allgemein von den Pflegebedürftigen gesprochen. Bezüglich der Pflegeform wird die Pflege in stationären Pflegeeinrichtungen im Mittelpunkt dieser Arbeit stehen. Eine Abgrenzung der Altenpflege von der Pflege erfolgt im nächsten Kapitel.

---

[142] vgl. Erdmann, Y. (2005), S. 21, § 19 SGB XI

[143] vgl. Entzian, H. (1999), S. 95-97, DBfK (2011b), S. 1

[144] vgl. § 71 Abs. 3 SGB XI

4 Altenpflege

4.1 Einleitung

In diesem Kapitel wird aufbauend auf den Ausführungen zur Pflege auf die Altenpflege im Einzelnen eingegangen. Neben der Definition des Begriffs „Altenpflege" sollen die *rechtlichen Grundlagen* einen Überblick über den gesetzlichen Rahmen geben, in dem sich die Altenpflege in Deutschland bewegt. Über das *Altenpflegegesetz hinaus*, welches maßgeblich für das *Berufsbild* des Altenpflegers ist, werden das *Heimgesetz* und die *Heimpersonalverordnung* näher beleuchtet, da diese den Betrieb und die personelle Ausstattung der *stationären Altenpflegeeinrichtungen* gesetzlich regeln. Im Kontext der personellen Ausstattung der Heime wird vor allem die *Fachkraftquote* im Mittelpunkt der Betrachtung stehen. Des Weiteren soll die Fachkraft in der Altenpflege von dem *Krankenpfleger* abgegrenzt und als *Arbeitnehmer* charakterisiert werden. Ziel dieses Kapitels ist es zu verdeutlichen, dass die Altenpflege als ein eigenständiges Berufsbild eine spezielle Form der Pflege ist. Weiterhin soll herausgestellt werden, was im Rahmen dieser Arbeit unter einer Fachkraft in der Altenpflege zu verstehen ist.

4.2 Rechtliche Grundlagen

Im Rahmen dieser Arbeit bilden neben dem SGB XI das Heimgesetz, die Heimpersonalverordnung sowie das Altenpflegegesetz die wesentlichen gesetzlichen Grundlagen.

4.2.1 Heimgesetz

Das Heimgesetz, nachfolgend HeimG, enthält Regelungen zur stationären Pflege von Volljährigen, die wegen Alters bzw. Behinderung pflegebedürftig sind. Die Selbstständigkeit und Selbstverantwortung der Heimbewohner soll durch das HeimG gefördert, deren Würde und Interessen vor Beeinträchtigungen geschützt und die Teilnahme am Heimgeschehen ermöglicht werden.[145] Zudem liefert es die Legaldefinition des Begriffes „Heim" und bestimmt die Anforderungen, die an den Betrieb eines solchen gestellt werden.[146]

---

[145] vgl. § 2 HeimG
[146] vgl. §§ 1, 11 ff. HeimG

Im Rahmen der Föderalismusreform im Jahr 2006, wurde die Gesetzgebungskompetenz[147] für das Heimrecht vom Bund auf die Länder übertragen.[148] Das Heimrecht des Bundes wurde mittlerweile weitestgehend durch die Heimgesetze der Länder ersetzt. In den Ländern, die das Gesetzgebungsverfahren noch nicht abgeschlossen haben, gilt weiterhin das HeimG. Die nachfolgende Tabelle enthält den aktuellen Regelungsstand.

Bundesland	gültiges Gesetz	vom	Inkrafttreten
Baden-Württemberg	Landesheimgesetz (LHeimG)	10.06.2008	01.07.2008
Bayern	Pflege- und Wohnqualitätsgesetz (PfleWoqG)	08.07.2008	01.08.2008
Berlin	Wohnteilhabegesetz (WTG)	29.07.2009	01.07.2010
Brandenburg	Brandenburgisches Pflege- und Betreuungswohngesetz (BbgPBWoG)	08.07.2009	01.01.2010
Bremen	Bremisches Wohn- und Betreuungsgesetz (BremWoBeG)	05.10.2010	21.10.2010
Hamburg	Hamburgisches Wohn- und Betreuungsqualitätsgesetz (HmbWBG)	15.12.2009	01.01.2010
Hessen	Hessisches Betreuungs- und Pflegegesetz (HBPG)	07.03.2012	21.03.2012
Mecklenburg-Vorpommern	Einrichtungenqualitätsgesetz (EQG M-V)	17.05.2010	29.05.2010
Niedersachsen	Niedersächsisches Heimgesetz (NHeimG)	29.06.2011	06.07.2011
Nordrhein-Westfalen	Wohn- und Teilhabegesetz (WTG)	18.11.2008	10.12.2008
Rheinland-Pfalz	Landesgesetz über Wohnformen und Teilhabe (LWTG)	22.12.2009	01.01.2010
Saarland	Landesheimgesetz Saarland (LheimGS)	06.05.2009	19.06.2009
Sachsen	HeimG (Neufassung) *Entwurf: Sächsisches Betreuungs- und Wohnqualitätsgesetz (SächsBeWoG)*	05.11.2001	01.01.2002
Sachsen-Anhalt	Wohn- und Teilhabegesetz (WTG LSA)	17.02.2011	26.02.2011
Schleswig-Holstein	Selbstbestimmungsstärkungsgesetz (SbStG)	17.07.2009	01.08.2009
Thüringen	HeimG (Neufassung) aktuell kein Gesetzgebungsverfahren	05.11.2001	01.01.2002

Tabelle 1: Heimrecht der Länder

---

[147] vgl. Art. 30, 70 Abs. 1 GG
[148] vgl. Art. 74 Abs. 1 Nr. 7 GG

Obwohl die einzelnen Landesgesetze vom HeimG abweichen, sind die im Kontext dieser Arbeit relevanten Grundzüge des Anwendungsbereiches, des Zwecks sowie den Anforderungen an den Betrieb vergleichbar. Da der Rechtsvergleich nicht im Mittelpunkt dieser Arbeit steht, wird nachfolgend nicht weiter differenziert. Um die Zweckerreichung des HeimG zu fördern, wurden vier ergänzende Rechtsverordnungen erlassen. Sie enthalten dem allgemein anerkannten Stand der fachlichen Erkenntnisse entsprechende Mindestanforderungen.[149] Hervorzuheben ist die Heimpersonalverordnung, nachfolgend HeimPersV.

4.2.2 Heimpersonalverordnung

Die HeimPersV stellt Mindestanforderungen an die Personalausstattung der Heime. Dazu zählen die Eignungsvoraussetzungen für die Heimleiter und Pflegedienstleitungen, das Zahlenverhältnis von Fach- zu Hilfskräften, die sog. Fachkraftquote, sowie eine Verpflichtung der Träger, den Mitarbeitern Fort- und Weiterbildungsmaßnahmen zu gewähren.[150] Wie die nachfolgende Tabelle veranschaulicht, lösen auch hier die Rechtsverordnungen der Länder die HeimPersV des Bundes ab.

Bundesland	gültige Verordnung	vom	Inkrafttreten
Baden-Württemberg	HeimPersV Bundesverordnung gilt zunächst weiter	19.07.1993	01.10.1993
Bayern	Verordnung zur Ausführung des Pflege- und Wohnqualitätsgesetzes (AVPfleWoqG)	27.07.2011	01.09.2011
Berlin	Wohnteilhabe-Personalverordnung (WTG-PersV)	16.05.2011	01.08.2011
Brandenburg	Strukturqualitätsverordnung (SQV)	28.10.2010	01.07.2010
Bremen	HeimPersV Bundesverordnung gilt zunächst weiter	19.07.1993	01.10.1993
Hamburg	Wohn- und Betreuungspersonalverordnung (WBPersVO)	14.02.2012	01.03.2012
Hessen	HeimPersV Bundesverordnung gilt zunächst weiter	19.07.1993	01.10.1993
Mecklenburg-Vorpommern	Einrichtungenpersonalverordnung (EPersVO M-V)	10.11.2010	26.11.2010

---

[149] vgl. § 3 Abs. 2 HeimG
[150] vgl. §§ 1 ff. HeimPersV

Niedersachsen	HeimPersV Bundesverordnung gilt zunächst weiter	19.07.1993	01.10.1993
Nordrhein-Westfalen	Durchführungsverordnung zum Gesetz über das Wohnen mit Assistenz und Pflege in Einrichtungen (WTG)	18.11.2008	10.12.2008
Rheinland-Pfalz	HeimPersV Bundesverordnung gilt zunächst weiter	19.07.1993	01.10.1993
Saarland	Verordnung über personelle Anforderungen für Einrichtungen nach dem Landesheimgesetz Saarland (PersVLHeimGS)	23.03.2011	08.04.2011
Sachsen	HeimPersV Bundesverordnung gilt zunächst weiter	19.07.1993	01.10.1993
Sachsen-Anhalt	HeimPersV Bundesverordnung gilt zunächst weiter	19.07.1993	01.10.1993
Schleswig-Holstein	SbStG-Durchführungsverordnung (SbStG-DVO)	23.10.2011	23.12.2011
Thüringen	HeimPersV Bundesverordnung gilt zunächst weiter	19.07.1993	01.10.1993

Tabelle 2: HeimPersV der Länder

Nachfolgend wird nicht weiter unter den einzelnen Verordnungen differenziert. Bevor die Fachkraftquote genauer betrachtet wird, ist zu klären was unter einer Fachkraft zu verstehen ist.

4.2.3 Altenpflegegesetz

Nach dem Urteil des Bundesverfassungsgerichts aus dem Jahr 2002[151], ist die Gesetzgebungskompetenz hinsichtlich der Ausbildung zum Altenpfleger von den Ländern an den Bund i.S.d. Art. 74 Abs. 1 Nr. 19 GG übertragen worden. Infolgedessen löste das am 1. August 2003 in Kraft getretene Altenpflegegesetz sowie die konkretisierende Prüfungs- und Ausbildungsverordnung für den Beruf des Altenpflegers die bis dahin bestehenden Ländergesetze und Verordnungen ab. Vorrangiges Ziel des Gesetzgebers ist es, eine bundesweit einheitliche Ausbildung zu ermöglichen und dem Berufsbild ein definiertes und attraktiveres Profil zu verleihen.[152] Nach dem AltPflG bestimmt sich außerdem, unter welchen Voraussetzungen in Deutschland die Berufsbezeichnung des Altenpflegers geführt werden darf und wer somit als Fachkraft im Sinne dieser Arbeit

---

[151] vgl. BVerfG, 2 BvF 1/01 vom 24.10.2002, Abs.-Nr. (1-392)

[152] vgl. BMFSFJ (2010): Altenpflegegesetz, DBT (2004), S. 18-19

gilt.[153] Werden die Voraussetzungen nicht erfüllt, so wird die Erlaubnis zum Führen der Berufsbezeichnung versagt. Infolgedessen ist die Berufsausübung des Altenpflegers in Deutschland nicht möglich.[154] Die Ausbildung von Altenpflegehelfern unterliegt nicht dem AltPflG, sondern den Rechtsordnungen der Länder. Weiterhin finden sich in den Landesnormen Ausführungsbestimmungen zum AltPflG und zur AltPflAPrV. Das AltPflG reglementiert ebenfalls nicht die Berufsausübung als Altenpfleger. Diesbezügliche Regelungen finden sich u.a. in den Berufsordnungen einzelner Länder wie z.B. in Bremen, Hamburg oder im Saarland.

4.3 Altenpflegebegriff

Basierend auf den Ausführungen zur Pflege ist die Altenpflege als eine spezielle Form der Pflege zu verstehen. Die Altenpflege als Beruf versteht sich als Teil der Altenhilfe und umfasst medizinisch- und sozialpflegerische Aufgaben und Tätigkeiten wie die Pflege, Versorgung, Beratung, Begleitung und Betreuung alter Menschen.[155] Basierend auf einer eigenen Wissensbasis ist die Altenpflege eine theoretisch begründete, systematisch geplante und methodisch reflektierte Tätigkeit.[156] Im Rahmen dieser Arbeit soll der Fokus auf der Altenpflege in stationären Altenpflegeeinrichtungen liegen.

4.3.1 Altenhilfe

Unter der Altenhilfe ist die Gesamtheit aller Maßnahmen und Einrichtungen zu verstehen, die abseits der Sozialversicherung alte Menschen bei der Lebensführung unterstützen, damit diese auch im hohen Alter ein menschenwürdiges und wirtschaftlich abgesichertes Leben führen können.[157] Die Altenhilfe trägt darüber hinaus dazu bei, vor allem die Schwierigkeiten zu verhüten, zu überwinden oder zu mildern, die im hohen Alter entstehen. Den alten Menschen soll dadurch die Möglichkeit erhalten bleiben, am Leben in der Gemeinschaft teilhaben zu können.[158] Derartige Maßnahmen bestehen aus Leistungen zur Förderung der Geselligkeit und Bildung alter Menschen, Leistungen bei der Beschaffung und Erhaltung einer altersgerechten Wohnung bzw. eines geeigneten Heimplatzes oder Leistungen zur Aufrechterhaltung von Verbindungen zu nahestehenden Personen.[159]

---

[153] vgl. §§ 1 ff. AltPflG
[154] vgl. Knoch, T.; Pachmann, B. et al. (2010), S. 18
[155] vgl. § 3 Abs. 1 AltPflG, Beeken, R.; Stanjek, K. (2007), S. 7
[156] vgl. Klie, T. (2012), S. 133
[157] vgl. Blume, O. (1977), S. 217, Lampert, H.; Althammer, J. (2004), S. 411
[158] vgl. § 71 Abs. 1 Satz 2 SGB XII
[159] vgl. § 71 Abs. 2 Nr. 1-6 SGB XII

4.3.2 Alte Menschen

Demografische, psychologische, medizinische und kulturelle bzw. gesellschaftliche Aspekte bestimmen die Wahrnehmung, ab welchem Alter von einem „alten Menschen" gesprochen wird.[160] In Anlehnung an gerontologische[161] Erkenntnisse, soll nachfolgend unter alten Menschen ein Personenkreis zu verstehen sein, der die Regelaltersgrenze i.S.d. § 35 Satz 2 SGB VI erreicht hat. Diese entspricht aktuell 67 Lebensjahren. Die sog. Hochaltrigkeit wird bei Menschen ab dem 80. bis 85. Lebensjahr angenommen. Dieser letzte Lebensabschnitt geht mit starken Abhängigkeiten und multimorbiden Erkrankungen einher und endet schließlich mit Eintritt des Todes.[162] Im Rahmen dieser Arbeit steht jedoch weniger das Alter als vielmehr die Pflegebedürftigkeit und die damit verbunden notwendige Betreuung durch professionelle Pflegekräfte in der stationären Altenpflege im Vordergrund.[163]

4.3.3 Stationäre Altenpflegeeinrichtungen

Die stationäre Altenpflege erfolgt in Einrichtungen der Altenhilfe, wie beispielsweise den Heimen. Unter einem Heim können Einrichtungen verstanden werden,

> „die dem Zweck dienen, ältere Menschen oder pflegebedürftige oder behinderte Volljährige aufzunehmen, ihnen Wohnraum zu überlassen sowie Betreuung und Verpflegung zur Verfügung zu stellen oder vorzuhalten, und die in ihrem Bestand von Wechsel und Zahl der Bewohnerinnen und Bewohner unabhängig sind und entgeltlich betrieben werden."[164]

Rund 11.600 Pflegeheime werden in Deutschland von freigemeinnützigen[165] (55%), privaten (40%) und öffentlichen (5%) Trägern unterhalten, wobei ein Pflegeheim im Durchschnitt 64 Pflegebedürftige betreut und versorgt.[166] Die Träger solcher Einrichtungen müssen u.a. die wirtschaftliche Leistungsfähigkeit zum Betrieb eines Heimes besitzen, persönlich und fachlich geeignete Arbeitskräfte zu einem angemessenen Entgelt beschäftigen und ein Qualitätsmanagement betreiben.[167] Hinsichtlich der Ausgestaltung wird in Altenwohnheime, Altenheime und Pflegeheime unterschieden. In Al-

---

[160] vgl. Amrhein, L. (2011), S. 3-12, Wahl, H.W.; Rott, C. (2002), S. 34-50, Blume, O. (1977), S. 217

[161] Die Gerontologie ist die interdisziplinäre Wissenschaft vom Alter und dem Altern.

[162] vgl. Amrhein, L. (2011), S. 5, Schöllgen, I.; Huxhold, O. (2009), S. 13, Wahl, H.W.; Rott, C. (2002), S. 11, 21, 50-53, DBT (2002), S. 47-48

[163] vgl. Kapitel 3.5 Pflegebedürftigkeit, 3.8 Professionelle Pflege

[164] § 1 Abs. 1 HeimG

[165] Gemeint sind die Träger der freien Wohlfahrtspflege wie z.B. Diakonie, Caritas, Rotes Kreuz oder der Paritätische Wohlfahrtsverband.

[166] vgl. Pfaff, H. (2011), S. 15-17

[167] vgl. § 11 HeimG, § 71 Abs. 2 SGB XI

tenwohnheimen leben die Bewohner in eigenständigen Wohnungen. Ihnen steht es frei, Gemeinschaftsräume wie z.B. ein Speisezimmer zu nutzen. Sobald die pflegebedürftigen Personen nicht mehr in der Lage sind, ihren Haushalt eigenständig zu führen und auf pflegerische Betreuung sowie hauswirtschaftliche Unterstützung angewiesen sind, stehen möblierte Zimmer in Altenheimen zur Verfügung. In den sog. Pflegeheimen wird zusätzlich die medizinische Behandlungspflege in Einzel- oder Mehrbettzimmern gewährleistet.[168] Der Trend in der stationären Altenpflege geht weg von den Altenwohnheimen, hin zu Einrichtungen mit dem Schwerpunkt der Betreuung von Schwer- und Schwerstpflegebedürftigen.[169] In vielen Einrichtungen werden heutzutage die drei klassischen Heimtypen miteinander kombiniert. Daher soll nachfolgend verallgemeinernd unter dem Begriff der stationären Altenpflegeeinrichtung eine Pflegeeinrichtung gemeint sein, in der alte Menschen versorgt werden, die nicht mehr in der Lage sind, eigenständig ihren Haushalt zu führen und zudem eine soziale und pflegerische Betreuung durch professionelle Pflegekräfte benötigen.

4.4 Berufsbild

Bei der Altenpflege handelt es sich um einen jungen Beruf unter den Sozialberufen. Bis zum Anfang des 20. Jahrhunderts wurde die Altenpflege primär durch familiäre Strukturen und sekundär in Altenpflegeeinrichtungen mit karitativem Hintergrund gewährleistet.[170] Eine Professionalisierung der Altenpflege begann erst in den 1960er Jahren. Aufgrund der steigenden Lebenserwartung und den aufbrechenden Familienstrukturen stieg der Bedarf an einer professionellen Pflege alter Menschen. Auf der anderen Seite sank das Interesse der jungen Frauen, eine pflegerische Tätigkeit, beispielsweise als Ordensschwester, aufzunehmen. Die fachlichen Anforderungen an die Pflegekräfte wurden höher und die Wochenarbeitszeit verringerte sich.[171] Der entstandene Mangel an Pflegekräften konnte zu der damaligen Zeit nicht durch Laien aufgefangen werden. Zum Ende der 1960er Jahre begannen daher die Länder, einschlägige Berufsausbildungen in der Altenpflege einzuführen.[172] Die Professionalisierung wurde in den folgenden Jahren durch die Einführung des SGB XI sowie dem bundeseinheitlichen Altenpflegegesetz und der damit formalen Zuordnung zu den Heilberufen i.S.d. Art. 74 Abs. 1 Nr. 19 GG vorangetrieben. Heute arbeiten in der stationären Altenpflege rund 621.000 Be-

---

[168] vgl. BMG (2011), S. 88, 96

[169] vgl. DBT (2002), S. 281

[170] vgl. Sowinski, C.; Ivanova, G. (2011), S. 531-532, Köther, I. (2007), S. 810

[171] vgl. Kühn, C.; Heumer, M. (2010), 14-23, 30-33, Köther, I. (2007), S. 810-811

[172] vgl. DBT (2002), S. 279-281

schäftigte, wovon 85% Frauen sind. Die Teilzeitquote liegt bei ca. 50%.[173] Eine Differenzierung zwischen einer Voll- bzw. Teilzeitbeschäftigung findet im Rahmen dieser Arbeit nicht statt. Es wird nachfolgend allgemein von einer Vollzeitbeschäftigung ausgegangen.

4.5 Abgrenzung Krankenpfleger

Das Berufsbild des Krankenpflegers bestimmt sich nach dem Krankenpflegegesetz (KrPflG), welches in der jetzigen Fassung am 1. Januar 2004 in Kraft getreten ist. Die Ausbildung ist analog der Altenpflegeausbildung bundeseinheitlich geregelt. Die Berufsbilder der Kranken- und der Altenpflege unterscheiden sich hinsichtlich der zu pflegenden Menschen. Spricht man in der Krankenpflege von Patienten, die aufgrund einer Krankheit (gesund)gepflegt werden, wird in der Altenpflege von Bewohnern gesprochen, die wegen ihres Alters in ihrem letzten Lebensabschnitt einer Betreuung und Versorgung bedürfen. Daher wurden auch die Schwerpunkte beider Berufsausbildungen verschieden gesetzt.[174] Die vorrangig medizinisch geprägte Ausbildung des Krankenpflegers unterscheidet sich von der sozialpflegerisch geprägten Ausbildung des Altenpflegers, wie die nachfolgende Gegenüberstellung verdeutlicht.

Berufsbezeichnung gemäß § 1 Abs. 1 KrPflG und § 1 AltPflG:

Krankenpflegegesetz (KrPflG)	Altenpflegegesetz (AltPflG)
Wer eine der Berufsbezeichnungen: 1. "Gesundheits- und Krankenpflegerin" oder "Gesundheits- und Krankenpfleger" oder 2. "Gesundheits- und Kinderkrankenpflegerin" oder "Gesundheits- und Kinderkrankenpfleger" führen will, bedarf der Erlaubnis.	Die Berufsbezeichnungen "Altenpflegerin" oder "Altenpfleger" dürfen nur Personen führen, denen die Erlaubnis dazu erteilt worden ist.

Ausbildungsziel gemäß § 3 Abs. 1 KrPflG und § 3 Satz 1 AltPflG:

Krankenpflegegesetz (KrPflG)	Altenpflegegesetz (AltPflG)
Die Ausbildung [...] soll entsprechend dem allgemein anerkannten Stand pflegewissenschaftlicher, medizinischer und weiterer bezugswissenschaftlicher Erkenntnisse fachliche, personale, soziale und methodische Kompetenzen zur verantwortlichen Mitwirkung insbesondere bei der Heilung, Erkennung und Verhütung von Krankheiten vermitteln.	Die Ausbildung in der Altenpflege soll die Kenntnisse, Fähigkeiten und Fertigkeiten vermitteln, die zur selbstständigen und eigenverantwortlichen Pflege einschließlich der Beratung, Begleitung und Betreuung alter Menschen erforderlich sind.

---

[173] vgl. Pfaff, H. (2011), S. 15
[174] vgl. Klie, T. (2012), S. 135-136

Befähigende Qualifikationen gemäß § 3 Abs. 2 KrPflG und § 3 Satz 1 und 3 AltPflG:

Krankenpflegegesetz (KrPflG)	Altenpflegegesetz (AltPflG)
Die Ausbildung für die Pflege [...] soll insbesondere dazu befähigen, 1. die folgenden Aufgaben eigenverantwortlich auszuführen: a) Erhebung und Feststellung des Pflegebedarfs, Planung, Organisation, Durchführung und Dokumentation der Pflege, b) Evaluation der Pflege, Sicherung und Entwicklung der Qualität der Pflege, c) Beratung, Anleitung und Unterstützung von zu pflegenden Menschen und ihrer Bezugspersonen in der individuellen Auseinandersetzung mit Gesundheit und Krankheit, d) Einleitung lebenserhaltender Sofortmaßnahmen bis zum Eintreffen der Ärztin oder des Arztes, 2. die folgenden Aufgaben im Rahmen der Mitwirkung auszuführen: a) eigenständige Durchführung ärztlich veranlasster Maßnahmen, b) Maßnahmen der medizinischen Diagnostik, Therapie oder Rehabilitation, c) Maßnahmen in Krisen- und Katastrophensituationen, 3. interdisziplinär mit anderen Berufsgruppen zusammenzuarbeiten und dabei multidisziplinäre und berufsübergreifende Lösungen von Gesundheitsproblemen zu entwickeln.	1. die sach- und fachkundige, den allgemein anerkannten pflegewissenschaftlichen, insbesondere den medizinisch-pflegerischen Erkenntnissen entsprechende, umfassende und geplante Pflege, 2. die Mitwirkung bei der Behandlung kranker alter Menschen einschließlich der Ausführung ärztlicher Verordnungen, 3. die Erhaltung und Wiederherstellung individueller Fähigkeiten im Rahmen geriatrischer und gerontopsychiatrischer Rehabilitationskonzepte, 4. die Mitwirkung an qualitätssichernden Maßnahmen in der Pflege, der Betreuung und der Behandlung, 5. die Gesundheitsvorsorge einschließlich der Ernährungsberatung, 6. die umfassende Begleitung Sterbender, 7. die Anleitung, Beratung und Unterstützung von Pflegekräften, die nicht Pflegefachkräfte sind, 8. die Betreuung und Beratung alter Menschen in ihren persönlichen und sozialen Angelegenheiten, 9. die Hilfe zur Erhaltung und Aktivierung der eigenständigen Lebensführung einschließlich der Förderung sozialer Kontakte und 10. die Anregung und Begleitung von Familien- und Nachbarschaftshilfe und die Beratung pflegender Angehöriger. Darüber hinaus soll die Ausbildung dazu befähigen, mit anderen in der Altenpflege tätigen Personen zusammenzuarbeiten und diejenigen Verwaltungsarbeiten zu erledigen, die in unmittelbarem Zusammenhang mit den Aufgaben in der Altenpflege stehen.

Ausbildungsdauer gemäß § 4 Abs. 1 KrPflG und § 4 Abs. 1 AltPflG

Krankenpflegegesetz (KrPflG)	Altenpflegegesetz (AltPflG)
Die Ausbildung [...] dauert unabhängig vom Zeitpunkt der staatlichen Prüfung [...] drei Jahre.	Die Ausbildung dauert unabhängig vom Zeitpunkt der staatlichen Prüfung drei Jahre.

Zudem ergeben sich aus den Ausbildungs- und Prüfungsverordnungen dieser beiden Berufsbilder wesentliche Unterschiede.[175]

Die Berufsausbildungsvorschriften regeln jedoch nicht die Tätigkeiten der späteren Berufsausübung, sodass sich die Tätigkeitsfelder mitunter überscheiden können. Aufgrund der zunehmenden Multimorbidität der pflegebedürftigen Bewohner bedarf es beispielsweise vertieften medizinischen Kenntnissen der Altenpfleger, um eine situationsgerechte Pflege zu gewährleisten. Auf der anderen Seite kann der Krankenpfleger ebenso gleichwertige Tätigkeiten eines Altenpflegers in der stationären Altenpflegers verrichten.

4.6 Fachkraftquote

In der HeimPersV werden Mindestanforderungen an die personelle Ausstattung von Pflegeeinrichtungen gestellt.[176] So bestimmt beispielsweise § 5 Abs. 1 HeimPersV, dass bei betreuenden Tätigkeiten durch zwei Kräfte jeweils die erste Kraft eine Fachkraft sein muss. Demzufolge legt die HeimPersV eine mindestens erforderliche Fachkraftquote von 50% fest.

Fachkräfte müssen basierend auf einer abgeschlossenen Berufsausbildung befähigt sein, ihre Funktionen und Tätigkeiten selbstständig und eigenverantwortlich durchzuführen.[177] Der Altenpfleger als Fachkraft i.S.d. § 6 HeimPersV bestimmt sich nach dem AltPflG. Altenpflegehelfer fallen grundsätzlich nicht unter den Fachkräftebegriff i.S.d. § 6 HeimPersV.[178] Da der Begriff der Fachkraft in der HeimPersV weit gefasst wurde, können auch andere berufsqualifizierende Abschlüsse unter den Fachkräftebegriff fallen. Im Bereich der Therapie, Betreuung und Pflege alter und pflegebedürftiger Menschen legen die Länder grundsätzlich neben dem Altenpfleger auch die Krankenpfleger, Gesundheits- und Krankenpfleger sowie die Kinderkrankenpfleger als Fachkraft i.S.d. § 6 HeimPersV aus. Darüber hinaus können die Länder auch weitere Berufe unter den Fachkräftebegriff subsumieren.

So bestimmt beispielsweise die SbStG-Durchführungsverordnung in Schleswig Holstein, dass darüber hinaus staatlich anerkannte Heilerziehungspfleger, Heilerzieher, Heilpädagogen, Familienpfleger, Beschäftigungs-, Arbeits- und Ergotherapeuten, Sozialarbeiter, Sozialpädagogen, Physiotherapeuten sowie Logopäden als Fachkraft anerkannt

---

[175] vgl. Tabelle 6: Unterschiede gem. KrPflAPrV und AltPflAPrV (Anhang)
[176] vgl. § 1 HeimPersV
[177] vgl. § 6 HeimPersV
[178] ebenda

werden.[179] Auch Personen, die ein Studium in den Fachrichtungen Pflege, Musiktherapie, Psychologie oder Gesundheits-, Pflege- oder Sozialmanagement erfolgreich abgeschlossen haben, können als Fachkräfte entsprechend ihrer Qualifikation und den Erfordernissen in der Pflegeeinrichtung eingesetzt werden.[180]

Im Rahmen dieser Arbeit soll unter einer Fachkraft ein Erwerbstätiger mit einer abgeschlossenen Berufsausbildung zum examinierten Altenpfleger i.S.d. AltPflG mit dem Schwerpunkt auf den betreuenden Tätigkeiten verstanden werden. Betreuende Tätigkeiten i.S.d. § 5 Abs. 1 HeimPersV sind Tätigkeiten, bei denen der Kontakt zum Heimbewohner wie beispielsweise bei der Pflege, Therapie oder sozialen Betreuung im Vordergrund steht. Demzufolge gehören Tätigkeiten mit dem Schwerpunkt auf der Verwaltung oder der hauswirtschaftlichen Versorgung nicht zu den betreuenden Tätigkeiten. Die weite Auslegung des Fachkraftbegriffes führt dazu, dass bei einem Mangel an qualifizierten Altenpflegern auch andere Berufe zur Erfüllung der Fachkraftquote beitragen. Eine Fachkraftquote von 50% bedeutet demzufolge nicht, dass jeder zweite Mitarbeiter in einer entsprechenden Pflegeeinrichtung auch ein Altenpfleger sein muss. In den stationären Pflegeeinrichtungen waren 2009 beispielsweise nur 26% der Vollzeitbeschäftigen Mitarbeiter staatlich anerkannte Altenpfleger.[181]

Unabhängig von der HeimPersV schließen die Landesverbände der Pflegekassen mit den Trägern der stationären Pflegeeinrichtungen einheitliche Rahmenverträge ab.[182] In diesen Rahmenverträgen wird neben den Inhalten der Pflegeleistungen sowie den Verfahrens- und Prüfungsgrundsätzen, den allgemeinen Bestimmungen der Pflege, auch der sog. Personalschlüssel vereinbart.[183] Durch den Personalschlüssel soll gewährleistet werden, dass in allen Pflegeeinrichtungen des jeweiligen Landes eine einheitliche Personaldecke zur Pflege vorgehalten wird. Der Personalschlüssel[184] als Richtwert gibt das Verhältnis zwischen der Anzahl der Pflege- bzw. Betreuungskräfte und der Anzahl der Heimbewohner, qualifiziert nach den jeweiligen Pflegestufen, an.[185] Liegt beispielsweise der Personalschlüssel für die Pflegestufe I bei eins zu drei, kann für die Betreuung von drei Bewohnern der Pflegestufe I eine Vollzeitstelle besetzt werden. Summiert man die für alle Pflegestufen zu besetzenden Vollzeitstellen auf, müssen im

---

[179] vgl. § 11 Abs. 2 Nummer 1 SbStG-DVO

[180] vgl. § 11 Abs. 2 Nummer 2 SbStG-DVO

[181] vgl. Pfaff, H. (2011), S. 22

[182] vgl. § 75 Abs. 1 SGB XI

[183] vgl. §§ 75 Abs. 2 Nr. 1-9, 75 Abs. 3 Nr. 1,2 SGB XI

[184] Die Berechnung erfolgt indem der Netto-Pflegebedarf der Bewohner durch die Anzahl der möglichen Netto-Pflegestunden der Pflegefachkräfte geteilt wird. Eine detaillierte Betrachtung der Berechnung soll im Rahmen dieser Arbeit nicht erfolgen.

[185] vgl. ver.di (2011), S. 11, ASB (2011), S. 3

Ergebnis 50% davon durch Fachkräfte besetzt werden. Die Fachkraftquote wird in der Praxis kritisch diskutiert. Bemängelt wird vor allem die Auslegung der Quote weg von einer Mindestanforderung hin zu einer Maximalgrenze. Es finden sich aber auch Stimmen, die sich für eine Flexibilisierung der Fachkraftquote aussprechen.[186]

4.7 Fachkraft als Arbeitnehmer

Im Rahmen dieser Arbeit werden die Fachkräfte in der stationären Altenpflege in ihrer Arbeitnehmereigenschaft betrachtet. Arbeitnehmer ist, wer auf der Grundlage eines privatrechtlichen Vertrages für einen anderen, auf dessen Weisung eine Dienstleistung erbringt und dafür ein Entgelt erhält.[187] Unter einem privatrechtlichen Vertrag kann ein Arbeitsvertrag zwischen dem Arbeitnehmer und dem Arbeitgeber verstanden werden. Dem Arbeitgeber obliegt gegenüber dem Arbeitnehmer das Weisungsrecht.

4.8 Fazit

In diesem Kapitel wurde verdeutlicht, dass sich die Altenpflege in Abgrenzung zur Krankenpflege im Laufe der letzten Jahrzehnte zu einem eigenständigen Berufsbild im Bereich der Pflege entwickelt hat. Der Schwerpunkt der Altenpflege liegt auf der medizinisch- und sozialpflegerischen Betreuung und Versorgung pflegebedürftiger und alter Menschen. Vereinfachend soll nachfolgend davon ausgegangen werden, dass die pflegebedürftigen und alten Bewohner stationärer Altenpflegeeinrichtungen die Regelaltersgrenze i.S.d. SGB VI erreicht haben und pflegebedürftig i.S.d. SGB XI sind. Das AltPflG, HeimG und die HeimPersV reglementieren die personelle Ausstattung und Qualifikation der Pflegekräfte in den stationären Altenpflegeeinrichtungen. Auch wenn das HeimG und die HeimPersV weitestgehend durch die Gesetze und Verordnungen der Länder ersetzt wurden, hat die Fachkraftquote in der stationären Altenpflege weiterhin Bestand. Regelungen hierzu gibt es in den einzelnen Landesverordnungen. Der Beruf des Altenpflegers bestimmt sich nach dem AltPfG. Daher soll nachfolgend unter einer Fachkraft ein examinierter Altenpfleger i.S.d. AltPflG verstanden werden. Die Fachkraft soll zudem in seiner Eigenschaft als Arbeitnehmer betrachtet werden. Die Altenpflegehilfskräfte fallen nicht unter den Fachkräftebegriff. Inwieweit vergleichbare ausländische Berufsabschlüsse zu einer Anerkennung des Fachkraftstatus in Deutschland führen, wird in den nachfolgenden Kapiteln untersucht.

---

[186] vgl. Deutscher Verein (2012), S. 16-17, DBfK (2011b), S. 1, DBfK (2010), S. 1
[187] vgl. §§ 611 ff. BGB

5 Arbeitsmigration

5.1 Einleitung

Eine Möglichkeit, dem Fachkräftemangel in der stationären Altenpflege zu begegnen, ist die Arbeitsmigration. Ziel dieses Kapitels ist es, herauszustellen was im Rahmen dieser Arbeit unter *Arbeitsmigration* zu verstehen ist und zu verdeutlichen, dass auf europäischer sowie auf nationaler Ebene Grundlagen zur Förderung der Arbeitsmigration geschaffen wurden. Dafür wird zunächst die *Migration* definiert und die *Binnen-* von der *internationalen* Migration abgegrenzt. Des Weiteren wird aufgezeigt, welche *Faktoren* die Migration beeinflussen können und welche *Migrationsformen* sich voneinander unterscheiden lassen. Im Kontext der *Arbeitsmigration in Deutschland* wird das *Zuwanderungsgesetz* und die *Green Card Initiative* kurz vorgestellt. Hinsichtlich der europäischen Arbeitsmigration werden die relevanten *rechtlichen Grundlagen* des Gemeinschaftsrechts umrissen. Ein weiteres Hauptaugenmerk liegt auf der *Arbeitnehmerfreizügigkeit*. Neben dem *Anwendungsbereich*, dem gemeinschaftsrechtlichen *Arbeitnehmerbegriff* und den *Chancen und Risiken* der Arbeitnehmerfreizügigkeit, wird das *2+3+2 Modell* vorgestellt. Die Bestimmungen zur *Blauen Karte* und dem *Berufsqualifikationsfeststellungsgesetz* werden als aktuelle Beispiele zur nationalen Umsetzung gemeinschaftsrechtlicherer Maßgaben zur Förderung der Migration erläutert. Abschließend soll ein Blick auf die *Migrationsstatistiken* dieses Kapitel abrunden.

5.2 Migrationsbegriff

Die Bedeutung des Wortes „Migration" ist auf das lateinische „migrare" bzw. „migratio" zurückzuführen und kann mit „wandern", „wegziehen" oder „übersiedeln" übersetzt werden. Die Wanderungsbewegungen der Menschen werden aufgrund der Globalisierung in den nächsten Jahrzehnten weiter an Bedeutung gewinnen.[188] Um diese Wanderungsbewegungen statistisch messbar zu machen, bedarf es einer standardisierten Definition der Migration. In der Sozialwissenschaft wird unter Migration allgemein eine räumliche Bewegung von Menschen verstanden, die einen dauerhaften Wohnortwechsel bedingt.[189] Eine einheitliche Definition der Migration sucht man in der Literatur jedoch vergebens, da je nach Autor die Ausprägung der zeitlichen, räum-

---

[188] vgl. BMI (2011), S. 10
[189] vgl. Skrzypek, K. (2009), S. 3-4, Han, P. (2005), S. 7

lichen bzw. politischen Dimension des Migrationsbegriffes variieren kann.[190] Zudem verfolgen die Nationalstaaten ihre eigenen Auslegungen des Begriffes.[191] In Deutschland versteht man unter Migration einen Prozess, in dem eine Person ihren Lebensmittelpunkt räumlich verlegt.[192] Hinsichtlich der räumlichen Dimension soll nachfolgend zwischen der Binnen- und der internationalen Migration unterschieden werden.

5.2.1 Binnen- und Internationale Migration

Von einer Binnenmigration wird gesprochen, wenn innerhalb der gleichen nationalstaatlichen Grenzen der ständige Wohnsitz von der einen in eine andere politische Gemeinde verlegt wird.[193] In Abgrenzung dazu ist die internationale Migration, als spezifische Form der räumlichen Mobilität, eine grenzüberschreitende Verlagerung des Lebensmittelpunktes.[194] Die United Nations definieren den internationalen Migranten als Person, die das Land wechselt, wo sich der übliche Aufenthaltsort befindet.[195] Der Begriff „Migration" findet im Sprachgebrauch der Europäischen Union im Zusammenhang mit Wanderungsbewegungen zwischen den EU-Mitgliedsstaaten und Drittstaaten Anwendung. Die Bewegungen zwischen den einzelnen EU-Mitgliedsstaaten fallen unter den Begriff der „Mobilität".[196] Im Sinne dieser Arbeit soll unter der Migration eine grenzüberschreitende und dauerhafte Verlegung des Wohnsitzes, sowohl aus einem europäischen Nationalstaat, als auch aus einem Drittstaat nach Deutschland zu verstehen sein. Im Jahr 2011 gestaltete sich der Zuzug wie folgt:

Herkunftsland	Insgesamt	%	männlich	%	weiblich	%
Insgesamt	958 156	100,0	578 265	100,0	379 891	100,0
darunter:						
Polen	172 674	18,0	114 829	19,9	57 845	15,2
Rumänien	95 479	10,0	59 032	10,2	36 447	9,6
Bulgarien	51 612	5,4	33 709	5,8	17 903	4,7
Ungarn	41 980	4,4	31 057	5,4	10 923	2,9
Italien	32 868	3,4	20 000	3,5	12 868	3,4
Vereinigte Staaten, auch USA	32 089	3,3	16 540	2,9	15 549	4,1
Türkei	31 021	3,2	18 664	3,2	12 357	3,3
Spanien	28 140	2,9	15 813	2,7	12 327	3,2
Griechenland	25 264	2,6	14 896	2,6	10 368	2,7
Frankreich	20 911	2,2	10 994	1,9	9 917	2,6
China	19 926	2,1	10 350	1,8	9 576	2,5
Russische Föderation	19 696	2,1	7 825	1,4	11 871	3,1
Österreich	18 590	1,9	10 171	1,8	8 419	2,2
Vereinigtes Königreich	17 735	1,9	9 993	1,7	7 742	2,0
Serbien	17 259	1,8	10 472	1,8	6 787	1,8
Schweiz	16 172	1,7	8 760	1,5	7 412	2,0
Indien	14 895	1,6	10 166	1,8	4 729	1,2
Niederlande	12 810	1,3	7 525	1,3	5 285	1,4
Slowakei	12 040	1,3	7 590	1,3	4 450	1,2
Kroatien	11 487	1,2	8 823	1,5	2 664	0,7

Quelle: Ausländerzentralregister

Tabelle 3: Zuzüge nach Deutschland 2011 Top 20

---

[190] vgl. Düvell, F. (2006), S. 5-13, BMI (2012), S. 15

[191] vgl. Han, P. (2005), S. 8-9

[192] vgl. BMI (2012), S. 14

[193] vgl. Han, P. (2005), S. 9-10, Faßmann, H. (2007), S. 1-2

[194] vgl. Münz, R. (2009), S. 1, BMI (2012), S. 14

[195] vgl. UN (1998), S. 17

[196] vgl. Düvell, F. (2006), S. 8

Da keine wechselseitige Migration, sondern ausschließlich die Migration ausländischer Fachkräfte nach Deutschland betrachtet werden soll, findet keine Differenzierung bezüglich der Immigration (Einwanderung) und der Emigration (Auswanderung) satt. Hinsichtlich der Arbeitsmigration wird unterstellt, dass die Arbeitsmigranten keine Deutschen i.S.d. Art. 116 Abs. 1 GG und daher „Ausländer" sind.

5.2.2 Einflussfaktoren

Die Motive für die Migration sind vielschichtig und können politischer, kultureller, wirtschaftlicher, religiöser, demografischer, ethnischer oder sozialer Natur sein.[197] Die Migrationsfähigkeit wird von Faktoren wie:

- dem wirtschaftlichen Gefälle zwischen den Staaten, der Entfernung und den damit verbundenen Transaktionskosten, dem Alter und der Bildung des Migranten, bereits bestehenden Netzwerken im Aufnahmestaat, etwaiger Gruppendynamiken,

- den Ein- und Auswanderungsbestimmungen der Staaten, von soziokulturellen Aspekten wie Sprache, Religion, Kultur und Wertvorstellungen, der Rechtsstaatlichkeit und politischer Stabilität des Aufnahmestaates, den Immobilitätsfaktoren wie der familiären und sozialen Bindungen, der gesellschaftlichen Stellung,

- der Einbindung in nationale Sozialversicherungssysteme oder die Gefahr des Verlustes des angeeigneten Wissens in Angelegenheiten des täglichen Lebens

bestimmt.[198] Grundsätzlich ist die Migration auf das Bestreben, die aktuelle Lebenssituation zu verbessern, zurückzuführen, wobei im Kontext der Arbeitsmigration besonders die ökonomischen Faktoren eine entscheidende Rolle bei der Motivation spielen.

5.2.3 Migrationsformen

Basierend auf den verschiedenen Migrationsmotiven lassen sich eine Vielzahl von Migrationsformen unterscheiden. Grundsätzlich kann zwischen der freiwilligen und der unfreiwilligen Migration unterschieden werden, wobei die Abgrenzung mitunter schwierig ist.[199] So lässt sich beispielsweise die Migration der Spätaussiedler i.S.d. §4 Abs. 1 Bundesvertriebenengesetz[200] nicht eindeutig der unfreiwilligen bzw. freiwilligen Migration zuordnen. Im Einzelfall muss daher stets die Migrationsmotivation berück-

---

[197] vgl. Pflugbeil, S.D. (2005), S. 10, Han, P. (2005), S. 8
[198] vgl. Pflugbeil, S.D. (2005), S. 10-16, Han, P. (2005), S. 14-20
[199] vgl. Skrzypek, K. (2009), S. 7-11
[200] Gemeint sind deutsche Volkszugehörige, die aufgrund der nationalstaatlichen Grenzverschiebung nach dem II. Weltkrieg in Staaten der ehemaligen Sowjetunion gelebt haben bzw. leben.

sichtigt werden. Des Weiteren können die Migrationsformen regulärer und irregulärer Natur sein. Von irregulärer Migration wird gesprochen, wenn Menschen gesetzeswidrig in ein fremdes Land einreisen oder sich dort aufhalten.[201] Wesentliches Merkmal der unfreiwilligen Migration ist die Flucht oder Vertreibung von Menschen aus ihrem Heimatland. Die Ursachen hierfür können in einer politischen, religiösen oder ethischen Verfolgung bzw. Unterdrückung, kriegerischen Auseinandersetzungen oder Umweltkatastrophen liegen. In diesem Zusammenhang wird von Flüchtlingen und Asylsuchenden gesprochen.[202] Zu der freiwilligen Migration kann der Familiennachzug, die Ausbildungs- und die Arbeitsmigration gezählt werden, wobei die Arbeitsmigration nachfolgend genauer betrachtet werden soll.[203]

5.3 Arbeitsmigrationsbegriff

Unter der Arbeitsmigration ist die Ein- und Auswanderung von Menschen zum Zwecke der Erwerbstätigkeit außerhalb des Heimatlandes zu verstehen.[204] Wesentliche Voraussetzungen für die Arbeitsmigration sind zum einen die Migrationsfähigkeit des Migranten und zum anderen das wirtschaftliche Interesse an der Arbeitsmigration im Aufnahmeland.[205] In Deutschland liegt das wirtschaftliche Interesse hierbei in der Bekämpfung des Fachkräftemangels und der damit verbundenen Aufrechterhaltung der Qualitätsstandards in der stationären Altenpflege. Obwohl die Arbeitsmigration meist nur von vorübergehender Dauer ist und erst mit dem Nachzug der Familienangehörigen zum Daueraufenthalt führt[206], soll i.S.d. zugrundeliegenden Migrationsdefinition von einer dauerhaften Verlegung des Wohnsitzes des Migranten aus dem Ausland nach Deutschland ausgegangen werden. Dadurch ergibt sich eine Abgrenzung der Arbeitsmigration von der saisonalen Arbeitsmigration und der Pendel- bzw. zirkulären Migration[207].

5.3.1 Arbeitsmigration in Deutschland

In der Historie der deutschen Migrationspolitik nach 1949 finden sich sowohl in der BRD als auch der ehemaligen DDR viele Beispiele in denen gezielt politische Maßnah-

---

[201] vgl. Angenendt, S. (2008), S. 2

[202] vgl. Skrzypek, K. (2009), S. 11-15, BMI (2011), S. 23-25

[203] ebenda

[204] vgl. Haase, M.; Jugl, J.C. (2007): Arbeitsmigration, Skrzypek, K. (2009), S. 7-8

[205] vgl. Han, P. (2005), S. 86-87

[206] vgl. Skrzypek, K. (2009), S. 7

[207] Gemeint ist eine also eine mehrfache Wanderung zwischen Herkunfts- und Aufnahmeland zum Zwecke der Erwerbstätigkeit.

men ergriffen wurden, um Migranten zur Überbrückung eines Arbeitskräftemangels anzuwerben.[208] Dennoch hielt die Politik bis zum Ende des vergangen Jahrtausends daran fest, dass Deutschland kein Einwanderungsland sei.

> *„Die Bundesrepublik Deutschland ist kein Einwanderungsland. Es sind daher alle humanitär vertretbaren Maßnahmen zu ergreifen, um den Zuzug von Ausländern zu unterbinden."*[209]

Das politische Umdenken vollzog sich mit dem Regierungswechsel zur Bundestagswahl 1998.[210] Heute ist es unstrittig, dass mit der Migration ausländischer Fachkräfte sowohl dem demografischen Wandel als auch dem Fachkräftemangel entgegengewirkt werden.[211] So ist die Arbeitsmigration gesamtwirtschaftlich als vorteilhaft zu bewerten. Die Ausbildung der Fachkräfte entfällt und dadurch können diese direkt ihre volle Leistungsfähigkeit entfalten. Des Weiteren leisten die Arbeitsmigranten Abgaben zu den Sozialversicherungssystemen sowie Beiträge zu Steuern und erhöhen die Binnennachfrage nach Gütern.[212] Da sich die Arbeitsmigranten zudem meist in einem gesunden und produktiven Alter befinden, wirkt sich die Migration gleichzeitig verjüngend auf den gesamtdeutschen Altersdurchschnitt aus.[213]

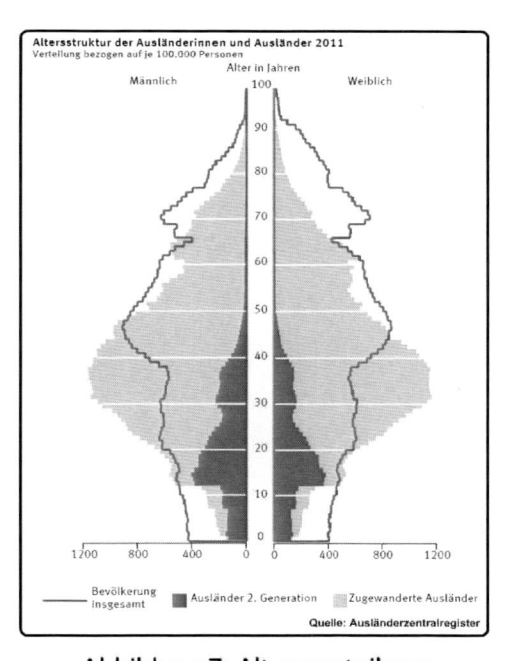

Abbildung 7: Altersverteilung

---

[208] vgl. BMI (2011), S. 13-20, Pflugbeil, S.D. (2005), S. 64-66, Han, P. (2005), S. 86 ff.
[209] DIE ZEIT (1982), S. 8
[210] vgl. BMI (2001), S. 3
[211] vgl. Ostendorf, P.; Kromark, K. (2011), S.171
[212] vgl. Pflugbeil, S.D. (2005), S. 183, Han, P. (2005), S. 31, Schäfer, H. (2011), S. 14-15
[213] vgl. Han, P. (2005), S. 31, BMI (2011), S. 40

Da der Fachkräftemangel in der Altenpflege in der Vergangenheit eher weniger im Fokus der deutschen Migrationspolitik stand, wird nachfolgend das Zuwanderungsgesetz und die Green Card Initiative exemplarisch für die Entwicklung der politischen und rechtlichen Rahmenbedingungen im Kontext der Arbeitsmigration vorgestellt.

5.3.2 Green Card Initiative

Die im Jahr 2000 erlassenen Verordnungen über die Arbeitsgenehmigungen und Aufenthaltserlaubnisse für hoch qualifizierte ausländische Fachkräfte der Informations- und Kommunikationstechnologie (IT-ArGV und IT-AV), sollte die Zuwanderung zur Deckung eines vorübergehenden Bedarfs an hoch qualifizierten Fachkräften durch ausländische Fachkräfte fördern.[214] Im Fokus standen Fachkräfte der Informations- und Kommunikationstechnologien aus Drittsaaten. Zum Ende der Initiative im Dezember 2004 blieben die 17.931 erteilten Green Cards weit hinter den Erwartungen zurück. Die Initiative löste jedoch eine kontrovers geführte öffentliche Debatte über die deutsche Migrationspolitik aus und ebnete damit den Weg für das Zuwanderungsgesetz.[215]

5.3.3 Zuwanderungsgesetz

Dem Abschlussbericht der unabhängigen Kommission „Zuwanderung" aus dem Jahr 2001 folgend, wurde das Gesetz zur Steuerung und Begrenzung der Zuwanderung und zur Regelung des Aufenthalts und der Integration von Unionsbürgern und Ausländern (ZuwandG) erarbeitet und trat nach vierjährigen Verhandlungen 2005 in Kraft.[216] Es besteht aus dem Aufenthaltsgesetz (AufenthG), dem Freizügigkeitsgesetz/EU (FreizügG/EU) sowie Änderungen zum Asylverfahrens-, Staatsangehörigkeits-, Bundesvertriebenen- und Asylbewerberleistungsgesetz und zu sonstigen Gesetzen und Verordnungen.[217]

Das Gesetz über den Aufenthalt, die Erwerbstätigkeit und die Integration von Ausländern im Bundesgebiet (AufenthG) bildet die rechtliche Grundlage für den Aufenthalt und die Ein- bzw. Ausreise von Drittstaatenangehörigen in Deutschland. Gemäß § 1 Abs. 1 AufenthG[218] soll eine Steuerung und Begrenzung der Migration nach wirtschaftlichen und arbeitsmarktpolitischen Interessen erfolgen. Dieser Grundsatz wird auch in § 18 Abs. 1 AufenthG, die für die Arbeitsmigration zentrale Norm, aufgegriffen:

---

[214] vgl. § 1 IT-ArGV

[215] vgl. Kolb, H. (2005), S. 1-3, BMI (2006), S. 17

[216] vgl. BMI (2001), S. 15-16, BMI (2011), S. 206-207

[217] vgl. Art. 1-12 ZuwandG

[218] Das Aufenthaltsgesetz regelt den Aufenthalt der Angehörigen von Migranten aus Drittstaaten und ersetzt damit das Ausländergesetz (AuslG) von 1990.

„Die Zulassung ausländischer Beschäftigter orientiert sich an den Erfordernissen des Wirtschaftsstandortes Deutschland unter Berücksichtigung der Verhältnisse auf dem Arbeitsmarkt und dem Erfordernis, die Arbeitslosigkeit wirksam zu bekämpfen."

In den nachfolgenden Paragrafen finden sich Regelungen für Hochqualifizierte und Selbstständige.[219]

Neben dem AufenthG wurde mit dem Freizügigkeitsgesetz/EU ein Gesetz geschaffen, welches das Aufenthaltsrecht der EU-Bürger und ihrer Familienangehörigen regelt.[220] Im Rahmen der Reform des Zuwanderungsgesetzes in 2007 wurden umfassende aufenthalts- und asylrechtliche Richtlinien der Europäischen Union umgesetzt. Des Weiteren wurden Anforderungen an die Zuwanderung von Hochqualifizierten aus Drittstaaten gesenkt.

5.4 Arbeitsmigration in der EU

5.4.1 Rechtliche Grundlagen

Das Gemeinschaftsrecht der Europäischen Union lässt sich in das primäre und das sekundäre Gemeinschaftsrecht unterteilen. Zum primären Gemeinschaftsrecht zählt u.a. der Vertrag über die Arbeitsweise der Europäischen Union (AEUV) welcher die Arbeitnehmerfreizügigkeit bestimmt. Zum sekundären Gemeinschaftsrecht zählen die auf Grundlage des Primärrechts erlassenen Verordnungen, Richtlinien und Entscheidungen der Organe der Europäischen Gemeinschaft.[221] Erlassene Verordnungen gelten unmittelbar in jedem Mitgliedsstaat wohingegen Richtlinien zunächst ins nationale Recht durch Gesetzgebung umgesetzt werden müssen. Im Jahr 2011 wurden 1.234 Verordnungen, 105 Richtlinien und 723 Beschlüsse bzw. Entscheidungen erlassen.[222] Wenn zwischen dem primären oder sekundären Gemeinschaftsrecht und dem nationalen Recht ein Widerspruch besteht, kommt dem Gemeinschaftsrecht der Anwendungsvorrang zu.[223]

Die Arbeitsmigration im europäischen Raum wird durch das primäre und sekundäre Gemeinschaftsrecht maßgeblich beeinflusst. Rechtliche Rahmenbedingungen werden geschaffen, welche die Mobilität der Arbeitskräfte innerhalb der europäischen Gren-

---

[219] vgl.§§ 19 ff. AufenthG

[220] vgl. § 1 FreizügG/EU

[221] vgl. Detterbeck, S. (2010), S. XXI-XXII, Art. 288 AEUV

[222] vgl. EUR-Lex (2012): Number of acts adopted in the year

[223] vgl. Art. 23 Abs. 1 Satz 2 GG

zen fördern soll. Exemplarisch sind die Berufsanerkennungsrichtlinie, die Richtlinie über die Bedingungen für die Einreise und den Aufenthalt von Drittstaatsangehörigen zur Ausübung einer hochqualifizierten Beschäftigung oder die Arbeitnehmerfreizügigkeit des Primärrechts zu nennen.

5.4.2 Arbeitnehmerfreizügigkeit

Die Arbeitnehmerfreizügigkeit spielt bei der Arbeitsmigration eine wichtige Rolle, da der nationale Arbeitsmarkt für die Fachkräfte in der stationären Altenpflege aus dem europäischen Ausland geöffnet wird. Die Arbeitnehmerfreizügigkeit ermöglicht es den Staatsangehörigen der EU-Mitgliedsstaaten innerhalb der EU grenzüberschreitend eine Beschäftigung aufzunehmen und auszuüben, ohne dass diese gegenüber den einheimischen Arbeitnehmern z.B. in Bezug auf Beschäftigung, Entlohnung und sonstigen Arbeitsbedingungen, benachteiligt werden. Des Weiteren fördert die Arbeitnehmerfreizügigkeit auch die Integration, da den Angehörigen der Arbeitnehmer sozialrechtliche Ansprüche eingeräumt werden.[224] Die Arbeitnehmerfreizügigkeit gilt auch für die Bürger der EWR-Mitgliedsstaaten: Norwegen, Island und Liechtenstein.[225]

Die Schutzwirkung der Arbeitnehmerfreizügigkeit entfaltet sich, wenn die Voraussetzungen des persönlichen und des sachlichen Anwendungsbereiches erfüllt sind. Der sachliche Anwendungsbereich ist eröffnet, wenn eine grenzüberschreitende Ausübung der Arbeitnehmerfreizügigkeit erfolgt und keine Beschäftigung in der öffentlichen Verwaltung gemäß Art. 45 Ab. 4 AEUV vorliegt. Der persönliche Anwendungsbereich ist eröffnet, wenn der Migrant Staatsangehöriger eines der EU-Mitgliedsstaaten und Arbeitnehmer i.S.d. AEUV ist.

Der Arbeitnehmerbegriff i.S.d. Art. 45 AEUV ist als Begriff des Gemeinschaftsrechts weit auszulegen, damit der Schutzbereich der Freizügigkeit seine Wirkung breit entfalten kann. Demnach gelten Personen als Arbeitnehmer, sofern eine tatsächliche und echte Tätigkeit für eine bestimmte Zeit, für einen andere nach dessen Weisung erbracht wird und er dafür als Gegenleistung eine Vergütung erhält.[226] Die Beschränkungen in der Anwendbarkeit der Arbeitnehmerfreizügigkeit aus Gründen der öffentlichen Ordnung, Sicherheit und Gesundheit, oder aufgrund einer Beschäftigung in der öffentlichen Verwaltung, sollen nachfolgend nicht problematisiert werden.[227] Im Rahmen

---

[224] vgl. Art. 48 AEUV, Fuchs, M. (2010), S. 28-29

[225] vgl. Art. 20 EUV i.V.m. Art. 326 ff. AEUV, Art. 4, 28 des Abkommens über den Europäischen Wirtschaftsraum

[226] vgl. Wimmer, N.; Müller, T. (2007), S. 123, Welte, H.P. (2012): Arbeitnehmerbegriff, EuGH, Urteil vom 17. 7. 2008 - C-94/07

[227] vgl. Art. 45 Abs. 3, 4 AEUV

dieser Arbeit deckt sich der Arbeitnehmerbegriff des Gemeinschaftsrechtes mit der Arbeitnehmereigenschaft der Fachkräfte in der stationären Pflege, so dass die Arbeitnehmerfreizügigkeit diesbezüglich Anwendung finden könnte.[228]

5.4.3 Chancen und Risiken der Arbeitnehmerfreizügigkeit

Mit der Arbeitnehmerfreizügigkeit sind Chancen und Risiken für Deutschland verbunden. So kann die Arbeitnehmerfreizügigkeit beispielsweise dazu beitragen, dass migrationsbedingte Immobilitätshürden abgebaut werden. Der damit verbundene positive Effekt auf die Arbeitsmigration wäre geeignet dem Fachkräftemangel zu begegnen.

Ein stark ausgeprägtes Lohngefälle zwischen dem Zielland (Deutschland) und einem Herkunftsland sowie das vergleichsweise hohe Leistungsniveau der deutschen Sozialversicherung, bedingen das Risiko einer massenhaften Migrationsbewegung. In Folge dessen könnte ein Überangebot an Arbeitskräften zu sinkenden Löhnen und einem Anstieg der Arbeitslosigkeit führen. Das deutsche Sozialversicherungssystem wäre dann einer erhöhten Belastung ausgesetzt.[229] Derartige Befürchtungen wurden in Deutschland und Österreich im Kontext der sog. „EU-Osterweiterung" geäußert.

5.4.4 2+3+2 Modell

Im Rahmen der EU-Osterweiterung traten am 1. Mai 2004 zehn europäische Staaten der EU bei. Neben Zypern und Malta lag bei dieser Erweiterung der Fokus vor allem auf den sog. „EU-8-Staaten" Estland, Lettland, Litauen, Polen, Slowakei, Slowenien, Tschechien und Ungarn. Nicht zuletzt aufgrund der geografischen Lage befürchteten Österreich und Deutschland, dass in Folge der EU-Osterweiterung die Migrationszahlen sprunghaft ansteigen würden und dadurch die nationalen Arbeitsmärkte aus dem Gleichgewicht bringen könnten. Um dieser Befürchtung zu begegnen, wurden hinsichtlich der Arbeitnehmerfreizügigkeit in der Beitrittsakte Übergangsvereinbarungen i.S.d. Art. 49 EUV vereinbart. Durch das sog. „2+3+2-Modell" wurde den Mitgliedsstaaten ermöglicht, die Arbeitnehmerfreizügigkeit der beigetretenen EU-8-Staaten einzuschränken bzw. vollständig auszusetzen.[230] Mit Ausnahme von Deutschland und Österreich, haben alle übrigen EU-15 Staaten[231] ihre nationalen Beschränkungen entweder bereits zu Beginn bzw. zum Ende der ersten, der insgesamt drei, Phasen aufgegeben

---

[228] vgl. Kapitel 4.7 Fachkraft als Arbeitnehmer

[229] vgl. Pflugbeil, S.D. (2005), S. 180

[230] vgl. Bug, A. (2011), S. 4, Slotwinski, A.L. (2009): Das „2+3+2-Übergangsmodell"

[231] Gemeint sind die Staaten, die bereits vor EU-Osterweiterung der EU angehörten. Dazu zählen: Belgien, Dänemark, Deutschland, Finnland, Frankreich, Griechenland, Großbritannien, Italien, Irland, Luxemburg, Niederlande, Österreich, Portugal, Schweden und Spanien.

oder eine Öffnung ihrer Arbeitsmärkte zum Ablauf der zweiten Phase in 2009 beschlossen. In Deutschland und Österreich fanden bis zum Ablauf der dritten Phase zum 30. April 2011 die nationalen Zugangsvorschriften Anwendung.

5.4.5 Bulgarien, Rumänien und Kroatien

Das 2+3+2-Modell findet für die am 1. Januar 2007 der EU beigetretenen Staaten Rumänien und Bulgarien ebenfalls Anwendung.[232] Deutschland behält sich auch hier Beschränkungen bis zum 31. Dezember 2013 vor.[233] Mit der seit dem 1. Januar 2012 in Kraft getretenen Verordnung zur Änderung und Aufhebung arbeitsgenehmigungsrechtlicher Vorschriften (ArbRGenÄndV), wurde die Arbeitnehmerfreizügigkeit auf die bulgarischen und rumänischen Fachkräfte zur Ausübung einer Tätigkeit die eine qualifizierte Berufsausbildung voraussetzen erweitert.[234] Somit besteht die Möglichkeit eines vereinfachten Migrationsverfahrens auch für Altenpflegefachkräfte aus den neuen EU-Mitgliedsstaaten Rumänien und Bulgarien.[235] Für Kroatien, das voraussichtlich am 1. Juli 2013 der EU als 28. Mitgliedsland beitritt, gelten die Übergangsbestimmungen des 2+3+2-Modell, mit der Einschränkung, dass kroatische Staatsangehörige, die am Tag bzw. nach dem Beitritt rechtmäßig in einem derzeitigen Mitgliedstaat arbeiten und für einen ununterbrochenen Zeitraum von 12 Monaten oder länger zum Arbeitsmarkt dieses Mitgliedstaats zugelassen waren, haben Zugang zum Arbeitsmarkt dieses Mitgliedstaats, aber nicht zum Arbeitsmarkt anderer Mitgliedstaaten, die nationale Maßnahmen (2+3+2 Modell) anwenden.[236] In der Zwischenzeit findet die Durchführungsanweisung zur zwischenstaatlichen Arbeitsvermittlung von Pflegekräften aufgrund der Vermittlungsabsprache der BA über die Vermittlung kroatischer Arbeitnehmer und ihre Beschäftigung als Pflegekräfte Anwendung.[237]

5.4.6 Auswirkungen der EU-Osterweiterung

Gesicherte Zahlen hinsichtlich der Arbeitsmigration im Bereich der Pflege im Allgemeinen bzw. der Altenpflege im Speziellen gibt es auf europäischer Ebene nicht. Allgemein lässt sich jedoch feststellen, dass die Beschränkungen sich zahlenmäßig auf die Migrationsströme auswirkten. Zwar ergaben Untersuchungen, dass allgemeine Arbeitsangebots- und Nachfragesituationen die Migrationsströme stärker beeinflussen würden als

---

[232] vgl. Hellriegel, C. (2006), S. 3

[233] vgl. Presse- und Informationsamt der Bundesregierung (2011): Arbeitserlaubnis für Rumänen und Bulgaren bis 2013

[234] vgl. Art. 1 Nr. 1 ArbRGenÄndV, BMAS (2012), S. 5-11

[235] vgl. BA (2012), S. 2

[236] vgl. Rat der Europäischen Union (2011), S. 175-181

[237] vgl. BA (2012c), S. 1-11

Arbeitsmarktbeschränkungen, dennoch sank zwischen 2004 und 2010 der auf Deutschland und Österreich entfallene Anteil an den Migrationsbeständen aus den EU-8-Staaten deutlich ab.[238] Staaten ohne Beschränkungen wie Irland und Großbritannien konnten von der EU-Osterweiterung profitierten, da die Arbeitsmigration zum Wirtschaftswachstum der Staaten beitrug. Der erhöhte Bedarf an Arbeitskräften mit einem niedrigen bis mittleren Ausbildungsgrad konnte somit gedeckt werden. Etwaige negative Auswirkungen auf das Lohnniveau und die Arbeitslosenquote blieben in den Aufnahmestaaten weitestgehend aus.[239] Da in Deutschland i.S.d. Zuwanderungsgesetzes nur hochqualifizierten Fachkräften die Migration erleichtert wurde, konnte die Altenpflege nicht von der EU-Osterweiterung profitieren. Vielmehr steht Deutschland seit dem 1. Mai 2011 vor der Herausforderung, mit Staaten wie Irland oder Großbritannien, die in diesen Jahren umfangreiche Erfahrungen im professionellen Umgang mit der Arbeitsmigration aus den EU-8 Staaten sammeln konnten, in Konkurrenz treten zu müssen.[240]

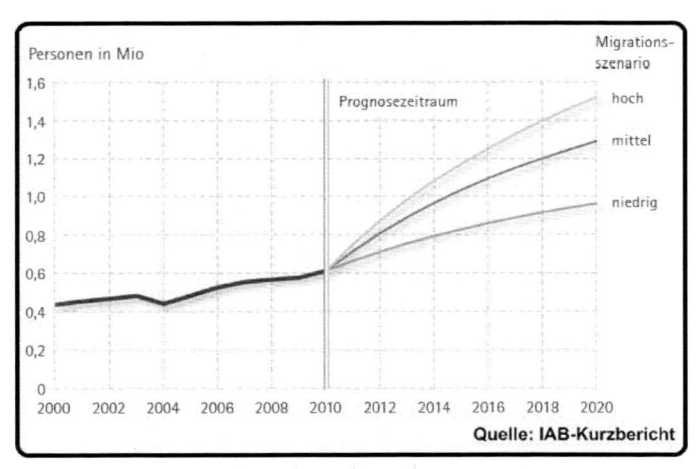

Abbildung 8: Migrationstrend

Unabhängig von den hinterlegten Entwicklungsszenarien wird davon ausgegangen, dass die Migration aus den EU-8 Staaten nach Deutschland in den folgenden Jahren steigen wird.[241]

5.5 Blaue Karte für Hochqualifizierte

Der europäische Arbeitsmarkt wird nicht nur für Fachkräfte aus dem europäischen Ausland geöffnet. Auch den hochqualifizierten Arbeitskräften aus Drittstaaten wird

---

[238] vgl. Bug, A.(2011), S. 6, Baas, T.; Brücker, H. (2011), S. 3
[239] ebenda
[240] vgl. Pohl, Carsten (2007), S. 43
[241] vgl. Baas, T.; Brücker, H. (2011), S. 5, Schäfer, H. (2011), S. 13-14

durch die Einführung der „Blaue(n) Karte EU" die Migration erleichtert. Die Blaue Karte ordnet sich systemisch zwischen dem Aufenthaltstitel für geringer Qualifizierte mit einem befristeten Aufenthaltsrecht und den Höchstqualifizierten i.S.d. ZuwandG, an deren Migration ein besonderes wirtschaftliches und gesellschaftliches Interesse besteht und diese daher von Anfang an ein Daueraufenthaltstitel in Form der Niederlassungserlaubnis eingeräumt wird.[242] Die am 25. Mai 2009 erlassene Richtlinie 2009/50/EG[243] wird aktuell in Deutschland in nationales Recht umgesetzt. Die Zustimmung des Deutschen Bundestages und des Bundesrates zum Gesetz zur Umsetzung der Hochqualifizierten-Richtlinie der Europäischen Union liegen bereits vor.[244] Die Richtlinie sieht u.a. Änderungen im Aufenthaltsgesetz (AufenthG) vor und erweitert die bereits im Zuwanderungsgesetz umgesetzten Bestimmungen zur Migration von Hochqualifizierten.[245] Unter Hochqualifizierten i.S.d. Richtlinie sind Drittsaatenangehörige zu verstehen, die einen Hochschulabschluss oder mindestens eine fünfjährige einschlägige Berufserfahrung vorweisen können. Im Ausland erworbene Studienabschlüsse müssen mit einem deutschen Hochschulabschluss vergleichbar oder in Deutschland anerkannt sein. Die Bestimmungen zur Anerkennung der Berufserfahrung erlässt das Bundesministerium für Arbeit und Soziales.[246] Durch das neue Gesetz soll der Standort Deutschland für die hochqualifizierten Fachkräfte aus Drittstaaten attraktiver gestaltet werden und der dauerhafte Zuzug erleichtert werden. Der befristete Aufenthaltstitel „Blaue Karte EU", soll für die Dauer eines begründeten Arbeitsverhältnisses, längstens für vier Jahre, erteilt werden. Weithin ist geplant, dass die Auskunftspflicht über die Arbeitsbedingungen durch den Arbeitgeber entfällt. Die bisherige Gehaltsschwelle des AufenthG als Voraussetzungen für den erleichterten Migrationsprozess soll zukünftig von 67.200 Euro auf 44.800 Euro jährlich herabgesetzt werden.[247]

Für Berufe mit einem besonderen Bedarf, sog. Mangelberufe, wie beispielsweise Physiker, Ärzte und Informatiker[248] wird die Gehaltsgrenze auf 33.600 Euro reduziert.[249] Zu den Mangelberufen i.S.d. der Empfehlung der Kommission über die Verwendung der Internationalen Standardklassifikation der Berufe (ISCO-08), zählen u.a. auch die wissenschaftlichen Krankenpflege- und Geburtenhilfefachkräfte. Die Altenpflege zählt

---

[242] vgl. Schröder, O. (2012), S. 10-11, § 19 ZuwandG

[243] Richtlinie über die Bedingungen für die Einreise und den Aufenthalt von Drittstaatsangehörigen zur Ausübung einer hochqualifizierten Beschäftigung

[244] vgl. Bundesrat (2012c), S. 1 ff. i.V.m. DBT (2012e), S. 1 ff.

[245] vgl. §§ 18 ff. ZuwandG

[246] vgl. DBT (2012c), S. 19-20

[247] vgl. DBT (2012c), S. 15-16

[248] vgl. Anhang zur Empfehlung der Kommission vom 29. Oktober 2009 über die Verwendung der Internationalen Standardklassifikation der Berufe (ISCO-08) (2009/824/EG)

[249] vgl. DBT (2012c), S. 27

als eigenständiges Berufsbild nicht dazu. Die geplante Zusammenführung und Akademisierung der Berufsbilder der Alten- und Krankenpflege[250] könnte dazu führen, dass die Altenpflege zukünftig auch im Katalog der Mangelberufe Berücksichtigung findet.

5.6 Berufsqualifikationsfeststellungsgesetz

Am 1. April 2012 ist das Berufsqualifikationsfeststellungsgesetz (BQFG) in Kraft getreten. Damit wurde die sog. Berufsanerkennungsrichtlinie[251] für rund 150 Berufe von Selbstständigen, Freiberuflern und Arbeitnehmern in nationales Recht umgesetzt. Eine erste Umsetzung im Jahr 2007 scheiterte 2009 am EuGH, da das erlassene „Gesetz zur Umsetzung der Richtlinie 2005/36/EG des Europäischen Parlaments und des Rates über die Anerkennung von Berufsqualifikationen der Heilberufe" die Richtlinie nicht vollständig umgesetzt hatte.[252] Die aktuell von der Europäischen Kommission geplanten Änderungen der Berufsanerkennungsrichtlinie[253] würden erneut zu einem Regulierungsbedarf auf nationaler Ebene führen.

Zweck des BQFG ist es, eine qualifikationsnahe Beschäftigung von Fachkräften aus dem europäischen Ausland[254] in Deutschland zu ermöglichen. Für die dafür notwendige Feststellung der Gleichwertigkeit der im Ausland erworbenen Ausbildungsnachweise besteht erstmalig ein gesetzlicher Anspruch.[255] Des Weiteren muss die zuständige Stelle grundsätzlich innerhalb von drei Monaten über die Gleichwertigkeit entscheiden.[256]

Bei den Gesundheitsfachberufen finden zwei Systeme für die Anerkennung von beruflichen Qualifikationen Anwendung. So unterliegen die Berufe des Krankenpflegers und der Hebamme dem sektoralen System der automatischen Anerkennung[257] nach der Berufsanerkennungsrichtlinie.[258] Der Beruf der Altenpflege ist aufgrund der unterschiedlichen Ausbildungsdauer sowie inhaltlichen Ausrichtung der Altenpflegeausbildung in Europa nicht in der Berufsanerkennungsrichtlinie reglementiert und wird da-

---

[250] vgl. Kapitel 2.8 Ausbildung

[251] Gemeint ist die Richtlinie 2005/36/EG des europäischen Parlaments und des Rates vom 7. September 2005 über die Anerkennung von Berufsqualifikationen.

[252] vgl. EuGH, Urteil vom 17. 12. 2009 - C-505/08

[253] vgl. Kapitel 2.8 Ausbildung

[254] Gemeint sind die EU-Mitgliedsstatten sowie die EWR-Mitgliedsstaaten.

[255] vgl. §§ 1-2 BQFG

[256] vgl. §§ 6, 13 BQFG

[257] Gemein ist ein System der automatischen Anerkennung basierend auf einer europäischen Harmonisierung der Mindestanforderungen an die Ausbildungen. Regelungen hierzu finden sich speziell in der Krankenschwestern-Richtlinie 77/452/EWG und der Hebammen-Richtlinie 80/154/EWG.

[258] vgl. BMBF (2012), S. 38-40, DBfK (2007), S. 6

her auch nicht i.S.d. Kapitel III Art. 21 2005/36/EG in den anderen EU-Mitgliedsstaaten automatisch anerkannt.[259]

Die Aufnahme der Altenpflege in die Richtlinie wird voraussichtlich auch nicht in naher Zukunft erfolgen. Zwar sieht der aktuelle Änderungsentwurf zur Berufsanerkennungsrichtlinie eine Vereinfachung der automatischen Anerkennung auf der Grundlage gemeinsamer Ausbildungsgrundsätze vor, jedoch nur wenn der betreffende Beruf bereits in mindestens einem Drittel aller Mitgliedsstaaten reglementiert ist.[260] Das ist bei der Altenpflege nicht der Fall, da die deutsche Altenpflegeausbildung europaweit einzigartige ist.[261] Die Altenpflege unterliegt daher den allgemeinen Regelungen für die Anerkennung von Ausbildungsnachweisen[262] und wird mittels des Gleichwertigkeitsverfahrens individuell geprüft.[263] Für die Altenpflege als reglementierter Beruf i.S.d. § 3 Abs. 5 BQFG gelten die Voraussetzungen der Gleichwertigkeit des § 9 BQFG. Demnach gilt eine berufliche Qualifikation als Altenpfleger als gleichwertig, wenn:

- der Ausbildungsnachweis die Befähigung zu vergleichbaren beruflichen Tätigkeiten belegt,

- der Antragsteller zur Ausübung des Berufes des Altenpflegers im Ausbildungsstaat berechtigt ist und

- zwischen der aus- und der inländischen Berufsbildung zum Altenpfleger keine wesentlichen Unterschiede i.S.d. § 9 Abs. 2 bestehen.[264]

Wesentliche Unterschiede zwischen den nachgewiesenen Berufsqualifikationen und der deutschen Berufsbildung zum Altenpfleger bestehen demnach, sofern:

- sich der im Ausland erworbene Ausbildungsnachweis auf Fähigkeiten und Kenntnisse bezieht, die sich hinsichtlich des Inhalts oder auf Grund der Ausbildungsdauer wesentlich von den Fähigkeiten und Kenntnissen der deutschen Altenpflegeausbildung unterscheiden,

- die entsprechenden Fähigkeiten und Kenntnisse eine maßgebliche Voraussetzung für die Ausübung des Berufs des Altenpflegers darstellen und

- der Antragsteller diese Unterschiede nicht durch sonstige Befähigungsnachweise oder nachgewiesene einschlägige Berufserfahrung ausgeglichen hat.

---

[259] vgl. Stremlau, I.; Bartes, A. (2012), S. 116

[260] vgl. KOM (2011), S. 46-47

[261] vgl. Abbildung 10: Pflegeausbildung in der EU (Anhang)

[262] vgl. Titel III RL 2005/36/EG

[263] vgl. BMBF (2012), S. 38

[264] vgl. § 9 Abs. 1 Nr. 1-3 BQFG

Wesentliche Unterschiede können gemäß § 11 durch Ausgleichsmaßnahmen behoben werden. In diesem Zusammenhang besteht für den Antragsteller ein Wahlrecht zwischen der Absolvierung eines Anpassungslehrgangs und dem Ablegen einer Eignungsprüfung.[265] Des Weiteren sieht das BQFG Änderungen im Altenpflegegesetz sowie in der Altenpflege- Ausbildungs- und Prüfungsverordnung vor.[266] So wurden beispielsweise Maßgaben zur Gleichwertigkeit von beruflichen Qualifikationen aus Drittstaaten in das Altenpflegegesetz aufgenommen. Diese orientiert sich an den Regelungen für EU-Qualifikationen, wonach der Ausbildungsstand als gleichwertig anzusehen ist, wenn die Ausbildung der antragstellenden Person keine wesentlichen Unterschiede gegenüber der in diesem Gesetz und in der Ausbildungs- und Prüfungsverordnung für den Beruf der Altenpflegerin und des Altenpflegers geregelten Ausbildung aufweist.[267] Wesentlichen Unterschiede i.S.d. Altenpflegegesetzes liegen vor, wenn:

1. die Ausbildungsdauer mindestens ein Jahr unter der dreijährigen Ausbildungsdauer[268] liegt,

2. sich die Lernfelder wesentlich von den durch das AltPflG bzw. Altenpflege-Ausbildungs- und Prüfungsverordnung bestimmten Lernfelder unterscheiden, oder

3. der Beruf des Altenpflegers eine oder mehrere Tätigkeiten umfasst, die im AltPflG bzw. Altenpflege-Ausbildungs- und Prüfungsverordnung gefordert sind, aber im Herkunftsstaat der antragstellenden Personen nicht Bestandteil des Berufs sind und diese auch nicht durch Kenntnisse im Rahmen der Berufspraxis ganz oder teilweise ausgeglichen werden können.

5.7 Migrationsstatistik

Bundesweite Statistiken zur Arbeitsmigration in der Altenpflege gibt es nicht. Im Rahmen wissenschaftlicher Untersuchungen wurden jedoch in einigen Bundesländern Daten zur Migration erhoben. Zusammenfassend lässt sich diesbezüglich festhalten, dass rund jeder zweite Migrant in den Alten- und Pflegeeinrichtungen eine abgeschlossene dreijährige Ausbildung zum Alten- oder Krankenpfleger hat.[269] Hinsichtlich der statistischen Betrachtung zu den Berufsqualifikationen der Arbeitsmigranten in Deutschland

---

[265] vgl. § 11 Abs. 3 BQFG, § 2 Abs. AltPflG

[266] vgl. Art. 37, 38 BQFG

[267] vgl. § 2 Abs. 3 AltPflG

[268] vgl. § 4 Abs. 1 AltPflG

[269] vgl. Oldenburger, J. (2010), S. 19-21

allgemein ist eine Differenzierung zwischen den Arbeitsmigranten aus Drittstaaten i.S.d. AufenthG und denen der EU-Mitgliedsstaaten i.S.d. FreizügG/EU möglich.

5.7.1 EU-Mitgliedsstaaten

Seit 2007 ist die Migration im Rahmen von Freizügigkeitsregelungen wie der Arbeitnehmerfreizügigkeit in der EU stark rückläufig. 2011 machte die Arbeitsmigration nur nur 21% der Gesamtmigration aus.[270] 2010 kamen vor allem Migranten aus den neuen EU-Staaten wie Rumänien, Polen, Bulgarien und Ungarn nach Deutschland.[271] Auffällig ist jedoch, dass sich gegenüber 2010 die Anzahl der griechischen und spanischen Migranten in 2011 verdoppelt hat. Kamen 2010 noch 12.256 griechische Migranten nach Deutschland, waren es in 2011 bereits 23.779. In 2011 stieg die Anzahl der spanischen Migranten von 10.657 auf 20.672.[272] Die sehr hohe Arbeitslosen- und Jugendarbeitslosenquote in diesen Staaten könnte eine verstärkte Arbeitsmigration begründen. Aktuell ist jeder zweite Jugendliche und rund jeder vierte Spanier bzw. rund jeder fünfte Grieche arbeitslos gemeldet.[273]

Arbeitslosenquote in den EU-Mitgliedsstaaten im Mai 2012

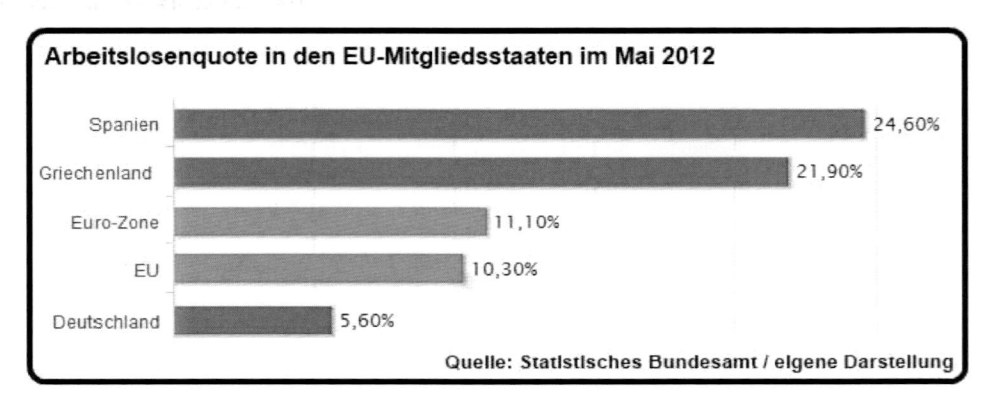

Spanien	24,60%
Griechenland	21,90%
Euro-Zone	11,10%
EU	10,30%
Deutschland	5,60%

Quelle: Statistisches Bundesamt / eigene Darstellung

Abbildung 9: Arbeitslosenquoten 2012

Zusammenfassend lässt sich jedoch festhalten, dass die Arbeitsmigration aus den EU-Mitgliedsstaaten nach Deutschland weiter rückläufig ist. Nachdem 2009 noch 89.713 Arbeitsgenehmigungen-EU erteilt wurden, sank die Zahl 2010 auf 77.512 und 2011 auf 50.800 ab.[274] Die Anzahl der erteilten Arbeitsgenehmigungen-EU im Wirtschaftszweig des Gesundheits- und Sozialwesens stieg hingegen von 2.357 im Jahr 2010 auf 2.604 im Jahr 2011 leicht an.[275]

---

[270] vgl. OECD (2012), S. 2
[271] vgl. BMI (2012), S. 45
[272] vgl. BMI (2012), S. 46, OECD (2012b), S 4
[273] vgl. Allen, T. (2012), S. 1-4
[274] vgl. BA (2011c), S. 8, BA (2012b), S. 8, BMI (2012), S. 67
[275] vgl. BA (2011c), S. 10, BA (2012b), S. 8

5.7.2 Drittstaaten

2010 sind rund 480.000 Arbeitsmigranten aus Drittstaaten in die EU dauerhaft eingewandert. Im gleichen Zeitraum waren es vergleichsweise in den USA rund 60.000.[276] Gegenüber dem Wirtschaftskrisenjahr 2009 stieg in Deutschland die Anzahl der Arbeitsmigranten i.S.d. § 18 AufenthG im Jahr 2010 um 13% auf rund 28.000 an.[277] Wesentliche Herkunftsstaaten waren 2010 erneut Indien, China und die Vereinigten Staaten.

Arbeitsmigranten gem. § 18 AufenthG					
Staatsangehörigkeit	2006 insgesamt	2007 insgesamt	2008 insgesamt	2009 insgesamt	2010 insgesamt
Indien	2.600	3.226	3.826	2.987	3.404
Vereinigte Staaten	2.412	3.329	3.455	2.800	3.368
China	2.474	2.921	2.406	2.204	2.707
Kroatien	1.431	1.692	1.588	1.849	2.008
Serbien (inkl. ehem. Serbien und Montenegro)	618	781	1.084	1.085	1.688
Bosnien-Herzegowina	1.543	1.468	1.350	1.633	1.621
Japan	1.468	1.677	1.724	1.258	1.585
Russische Föderation	1.813	1.770	1.701	1.460	1.411
Ukraine	1.478	1.538	1.330	1.191	1.231
Türkei	1.256	1.339	1.417	1.029	912
sonstige Staatsangehörigkeiten	12.373	9.020	9.260	7.557	8.363
Insgesamt	29.466	28.761	29.141	25.053	28.298

Quelle: Bundesministerium des Innern / Ausländerzentralresgister

Tabelle 4: Arbeitsmigration Drittstaaten

2010 beantragten 17.142 (rund 60%) Arbeitsmigranten einen Aufenthaltstitel zur Ausübung einer Beschäftigung, die eine qualifizierte Berufsausbildung voraussetzt.[278] Im Jahr 2011 wurden insgesamt 65.984 Genehmigungen zur Aufnahme einer Beschäftigung für Drittstaatenangehörige erteilt. Im Vergleich zu 2010 bedeutet dies ein Anstieg von rund 8% und gegenüber 2009 von rund 10%. Gegenüber 2010 stiegen 2011 die

---

[276] vgl. Liebig, T. (2012), S. 4
[277] vgl. BMI (2012), S. 12, 70
[278] vgl. § 18 Abs. 4 AufenthG

Genehmigungen im Wirtschaftszweig des Gesundheits- und Sozialwesens um rund 24% auf insgesamt 5.110 Genehmigungen an.[279]

5.8 Fazit

„Vor dem Hintergrund der demografischen Entwicklung und eines vielfach [...] prognostizierten Fachkräftemangels wird mittel- bis langfristig kaum eine Alternative zur Zuwanderung von gut ausgebildeten Arbeitnehmern gesehen."[280]

Die Zuwanderung in Form der Arbeitsmigration ist als ein grenzüberschreitender und auf Dauer angelegter Prozess, der die Verlegung des Wohnsitzes nach Deutschland zum Zwecke der Erwerbstätigkeit bedingt, zu verstehen. Die Politik ist bemüht, im Rahmen von Initiativen und der Gesetzgebung bessere Zugangsvoraussetzungen für Fachkräfte aus dem Ausland zu schaffen.

Auch wenn die Migrationsstatistiken mit Vorsicht zu genießen sind, da z.B. die Dauerhaftigkeit der Wohnsitzverlegung erst Jahre später festgestellt werden kann, zeigen die aktuellen Zahlen insgesamt einen leicht negativen Trend. Der Wirtschaftszweig des Gesundheits- und Sozialwesens weist hingegen Zuwachsraten auf. Die schlechte Situation der Arbeitsmärkte in Krisenstaaten wie Spanien, Portugal und Griechenland lassen die Vermutung zu, dass die Attraktivität des deutschen Arbeitsmarktes weiter steigen und somit verstärkt auch Arbeitsmigranten gewonnen werden könnten.

In diesem Kapitel wurden zudem verdeutlicht, dass die Europäische Union der Mobilität der Arbeitskräfte einen hohen Stellenwert einräumt. Die Arbeitnehmerfreizügigkeit für die Staatsangehören der EU-Mitgliedsstaaten, die Bestimmungen zur Anerkennung beruflicher Qualifikationen sowie die erleichterten Migrationsvorschriften für Fachkräfte aus Drittstaaten sind grundsätzlich geeignet dem Fachkräftemangel in der Altenpflege zu begegnen. Wie die Arbeitsmigration in der stationären Altenpflege in der Praxis ausgestaltet werden kann soll im nachfolgenden Kapitel dargelegt werden.

---

[279] vgl. BA (2011b), S. 20, BA (2012b), S. 15
[280] Bug, A. (2011), S. 13

6 Arbeitsmigration in der stationären Altenpflege

6.1 Einleitung

Bevor im Rahmen der *Personalbeschaffung* die Fachkräfte aus dem Ausland angeworben werden, bedarf es zu zunächst einer Ermittlung des tatsächlichen *Personalbedarfs*. Anschließend können gezielt Maßnahmen ergriffen werden, um die Fachkräfte zu identifizieren und zu rekrutieren. In diesem Zusammenhang wird die *Fachkräftevermittlung*, die *direkte Ansprache* der Fachkräfte im Ausland und die Plattform *„EURES"* als Möglichkeiten vorgestellt, um die Fachkräfte anzuwerben. Da die Arbeitsmigranten anschließend möglichst dauerhaft an den Arbeitgeber in der stationären Altenpflege gebunden werden sollen, wird auf die *Personalintegration* im Kontext der *Personalbindung* eingegangen. Durch eine erfolgreiche Personalintegration kann bereits in kurzer Zeit die volle Leistungsfähigkeit des Arbeitsmigranten hergestellt werden. Der *Relocation-Service* stellt dabei eine Maßnahme zur Personalintegration dar. Darüber hinaus wird gesondert auf den Integrationsfaktor *„Sprache"* eigegangen, der ebenfalls im Rahmen der Beantragung zur Führung der *Berufsbezeichnung* eine Rolle spielt. Ziel des Kapitels ist es aufzuzeigen, welche Maßnahmen im Rahmen der Arbeitsmigration ergriffen werden können damit der Arbeitsmigrant als Fachkraft in der stationären Altenpflege eingesetzt werden kann. Die Erkenntnisse werden dabei in einen personalwirtschaftlichen Kontext gestellt.

6.2 Personalbedarf

Allein die Tatsache, dass ein Fachkräftemangel in der stationären Altenpflege besteht, reicht noch nicht aus, damit ein Arbeitgeber in der stationären Altenpflege Personalbeschaffungsmaßnahmen ergreifen kann. Im Vorfeld muss zunächst im Rahmen der Personalplanung ein konkreter Personalbedarf in der Altenpflegeeinrichtung festgestellt werden. Dieser Personalbedarf ergibt sich aus dem jeweils für das Bundesland ermittelten Pflegeschlüssel.[281] Zudem ist der zu ermittelnde Personalbedarf hinsichtlich der quantitativen, qualitativen, zeitlichen und der räumlichen Dimension zu bewerten. Daher gilt es Fragestellungen wie:

- Wie viele Fachkräfte werden benötigt? (quantitativ)

---

[281] vgl. Kapitel 4.6 Fachkraftquote

- Welche Qualifikationen müssen die Fachkräfte mitbringen? (qualitativ)
- Wann werden die Fachkräfte benötigt? (zeitliche)
- Wo sollen die Fachkräfte eingesetzt werden? (räumlich)

zu beantworten.[282]

6.3 Personalbeschaffung

Nachdem der Personalbedarf bestimmt wurde, gilt es aufbauend auf dem erstellten Anforderungs- und Qualifikationsprofil die ausländischen Fachkräfte bedarfsgerecht und kostengünstig anzuwerben. In diesem Zusammenhang kann grundsätzlich zwischen der internen und der externen Personalbeschaffung unterschieden werden. Bei der internen Personalbeschaffung wird der identifizierte Personalbedarf durch Versetzungen im Rahmen von internen Bewerbungen oder Personalentwicklungsmaßnahmen gedeckt, wohingegen bei der externen Personalbeschaffung die Fachkräfte außerhalb des Unternehmens angeworben werden.[283] Im Kontext der Rekrutierung von ausländischen Fachkräften in der stationären Altenpflege finden Maßnahmen der externen Personalbeschaffung Anwendung. Nachfolgend werden einige Möglichkeiten vorgestellt wie ein Arbeitgeber mit den Fachkräften in Kontakt treten bzw. diese anwerben kann.

6.3.1 EURES

Das Kooperationsnetzwerk „European Employment Services" (EURES) soll die Mobilität von Arbeitnehmern im Europäischen Wirtschaftsraum fördern und zur Schaffung eines europäischen Arbeitsmarktes beitragen. Unter Koordination der Europäischen Kommission bieten öffentliche Arbeitsverwaltungen, Gewerkschaften und Arbeitgeberverbände der EU/EWR-Mitgliedsstaaten Arbeitssuchenden und Arbeitgebern Unterstützung bei der grenzüberschreitenden Rekrutierung von Arbeitskräften an. Aktuell stehen insgesamt 850 EURES-Berater aus den EU/EWR-Mitgliedsstaaten mit spezifischen Fachkenntnissen zur Arbeitskräftemobilität auf nationaler und grenzüberschreitender Ebene sowohl Arbeitsuchenden als auch Arbeitgebern beratend zur Seite. Auf dem EURES-Portal http://ec.europa.eu/eures/ können Arbeitgeber in der stationären Altenpfleger gezielt ihre Stellenausschreibungen internationalen Bewerbern zugänglich

---

[282] vgl. Hentze, J.; Kammel, A. (2001), S. 246, Oechsler, W.A. (2006), S. 160-170

[283] vgl. Bühner, R. (2005), S. 70-72, Jonas, R. (2009), S. 29-32

machen. Zum 31. Januar 2012 waren in Deutschland 13.000, in Belgien 800, in Polen 440 und in den Niederlanden 230 Stellen im Bereich der Pflege ausgeschrieben.[284]

Von Januar 2008 bis Januar 2012 waren rund 6,77 Mio. Stellen auf EURES ausgeschrieben.[285] Am 17. Juli 2012 kamen auf 1.277.967 ausgeschriebene Stellen 895.145 Arbeitsuchende. Allein 25% der Arbeitsuchenden kamen aus Spanien.[286] Diese Zahlen liefern jedoch keine Anhaltspunkte darüber, ob die ausgeschriebenen Stellen ganz oder teilweise für internationale Bewerber vorgesehen sind. So schreiben Tschechien, Dänemark, Finnland, Irland, Schweden und Slowenien alle Stellen über EURES international aus, wohingegen die restlichen Staaten zwischen nationalen und internationalen Ausschreibungen differenzieren. Zudem lässt die Anzahl der registrierten Bewerber keine allgemeine Aussage zur Migrationsfähigkeit zu. So hindern beispielsweise die hohen Abgaben und Sozialkosten in Deutschland, die Verwurzelung in der Heimat, fehlende Sprachkenntnisse und Hypothekenbelastungen viele junge Spanier daran, kurzfristig den Entschluss zur Arbeitsmigration zu fassen.[287]

6.3.2 Direkte Ansprache

Eine weitere Möglichkeit, mit Altenpflegefachkräften aus dem Ausland in Kontakt zu treten, ist die direkte Ansprache der Fachkräfte in den Heimatstaaten. Arbeitgeber könnten ihre Stellen gezielt auf den nationalen Arbeitsmarktportalen der Staaten ausschreiben. EURES bietet hier eine umfangreiche Link-Sammlung zu entsprechenden Seiten. Ebenso könnten Fach- und Karrieremessen genutzt werden, um gezielt ins Gespräch mit potenziellen Interessenten zu gelangen. Datenbanken wie www.nmessen.com oder www.auma.de liefern einen Überblick über relevante Messen. Des Weiteren können auch Kooperationen mit ausländischen Hochschulen sinnvoll sein, da die Pflegeausbildung im europäischen Ausland überwiegend im universitären Bereich angesiedelt ist.[288] Die zukünftigen Fachkräfte könnten sich dadurch frühzeitig mit der Option der Arbeitsmigration nach dem Studium auseinandersetzen und Netzwerke zu den Arbeitgebern in Deutschland aufbauen. Im Rahmen von Auslandspraktika könnten die Studenten erste Eindrücke vom Leben in Deutschland gewinnen. Gerade in Zeiten der hohen Arbeitslosigkeit unter den Jugendlichen in vielen europäischen Staaten[289] kann diese Alternative sehr vielversprechend sein.[290]

---

[284] vgl. KOM (2012), S. 10

[285] vgl. KOM (2012), S. 3

[286] vgl. EURES (2012): Zahl der freier Stellen pro Land heute, EURES (2012b): Statistik - 17/07/2012

[287] vgl. Hermle, J. (2011): Junge Fachkräfte aus Spanien?

[288] vgl. Abbildung 10: Pflegeausbildung in der EU (Anhang)

[289] vgl. Allen, T. (2012), S. 1-4

6.3.3 Fachkräftevermittlung

Des Weiteren besteht die Möglichkeit der Beauftragung von Agenturen, die sich auf die Vermittlung von Fachkräften aus dem (europäischen) Ausland spezialisiert haben. Neben lokalen Agenturen in den Herkunftsländern gibt es ebenfalls eine Vielzahl an Personaldienstleistern im deutschsprachigen Raum, die Kooperationsnetzwerke mit den lokalen Agenturen aktuell aufbauen bzw. bereits unterhalten. Die Personaldienstleister übernehmen entsprechend dem gewünschten Aufgaben- und Anforderungsprofil die Personalbeschaffung und unterstützen den Auftraggeber bis hin zur Unterzeichnung des Arbeitsvertrages. Für die erfolgreiche Vermittlung wird i.d.R. eine Provision bzw. Vermittlungsgebühr fällig. Neben den privaten Personaldienstleistern sind viele der deutschen Auslandshandelskammern ebenfalls in der Personalvermittlung aktiv und unterstützen die Unternehmen beim Auf- und Ausbau von Geschäftsbeziehungen in 80 Ländern weltweit.[291]

6.4 Personalintegration

Damit die identifizierten und angeworbenen Fachkräfte schnellstmöglich ihr volles Leistungspotenzial entfalten, können im Rahmen eines umfassenden Personalmanagements Maßnahmen ergriffen werden, die den Fachkräften den Einstieg in das neue Arbeitsumfeld erleichtern.[292] In diesem Zusammenhang wird auch vom sog. „Onboarding" gesprochen. Im Allgemeinen gehören zu den Maßnahmen beispielsweise die Bereitstellung der Arbeitsmittel, Begehung der Einrichtung, Vorstellung bei den Kollegen, ein Einarbeitungsplan, Aufgabenzuteilung etc. Hinsichtlich der Arbeitsmigration kann der Personalintegration ein hoher Stellenwert beigemessen werden. Da die Arbeitsmigranten ihr gewohntes räumliches und i.d.R. auch soziales Umfeld für die Beschäftigungsaufnahme in einem anderen Staat aufgeben, ist die zeitnahe Einbindung in feste Strukturen sinnvoll. Zudem kann durch eine erfolgreich durchgeführte Personalintegration die Bindung der Fachkräfte an den neuen Arbeitgeber erhöht werden.[293]

6.4.1 Personalbindung

Die Personalintegration dient u.a. dem Zweck, den Arbeitnehmer an das Unternehmen zu binden, indem es von Beginn an nahtlos in die Organisation eingebunden wird. Im Rahmen der Mitarbeiterbindung wird allgemein von „Commitment" gesprochen, wenn

---

[290] vgl. KN-online (2012): Junge Spanier sollen Pflegenot lindern

[291] vgl. DIHK (2012): AHK in Zahlen

[292] vgl. Bradt, G.B.; Vonnegut, M. (2009), S. 4

[293] vgl. Hentze, J.; Kammel, A. (2001), S. 441-446, Klimecki, R.; Gmür, M. (2005), S. 254-263

es darum geht, in welchem Grad sich ein Mitarbeiter mit dem Unternehmen verbunden bzw. dem Unternehmen gegenüber verpflichtet fühlt.[294] Hinsichtlich der Bindungszustände kann zwischen dem affektiven, dem normativen und dem kalkulatorischen Commitment unterschieden werden, die unabhängig voneinander und unterschiedlich stark ausgeprägt in jedem Mitarbeiter auftreten können.[295]

Als stärkste der drei Bindungsformen beruht das affektive Commitment auf der emotionalen Bindung sowie einer stark ausgeprägten Identifikation an bzw. mit dem Arbeitgeber. Affektives Commitment entsteht, wenn der Mitarbeiter positive Erfahrungen z.B. durch Erfüllung von Erwartungen, Zufriedenheit mit Aufgaben, Entgelten, Zielen etc. gesammelt hat.[296] Eine moralische Verbundenheit gegenüber dem Arbeitgeber liegt beim normativen Commitment vor. Durch Maßnahmen wie z.B. Aus- und Weiterbildungen wird ein Gefühl der „Schuld" beim Mitarbeiter erzeugt. Er denkt, dass er deshalb dem Arbeitgeber auch verbunden sein „sollte".[297] Beim kalkulatorischen Commitment ist der Mitarbeiter dem Unternehmen deshalb verbunden, weil der Nutzen aus dem aktuellen Arbeitnehmerverhältnis[298] die Kosten bzw. Anstrengungen, die im Zusammenhang mit der Aufnahme einer anderen Beschäftigung entstehen, übersteigt.[299]

Die Anwerbung von ausländischen Fachkräften ist im Vergleich zur inländischen Personalbeschaffung mit erhöhtem Aufwand sowie Kosten verbunden. Daher sollte der Arbeitgeber daran interessiert sein, die neuen Fachkräfte im Kontext des War for Talents[300] auch langfristig an sich zu binden. Nachfolgend wird der Relocation-Service als Personalintegrationsmaßnahmen vorgestellt, der im Rahmen der Arbeitsmigration von Fachkräften aus dem Ausland eine zentrale Rolle spielt. Dieser Service kann zudem dazu beitragen, dass die Fachkräfte auch langfristig an den Arbeitgeber in der stationären Altenpflege gebunden werden.

6.4.2 Relocation-Service

Der Begriff Relocation stammt aus dem Englischen und bedeutet Umzug, Wohnortwechsel bzw. Umsiedlung und ist sprachlich vom rein physischen Vorgang des Umzu-

---

[294] vgl. Meyer, J.P., Allen; N.J. (1991), S. 12, Moser, K. (1996), S. 1-8

[295] vgl. Westphal, A., Gmür, M. (2009), S. 204

[296] vgl. Meyer, J.P.; Allen, N.J. (1984), S. 373, Gauger, J. (2000), S. 82-87

[297] vgl. Meyer, J.P.; Allen, N.J. (1991), S. 67, Meyer, J.P.; Allen, N.J. (1997), S. 11, Wucknitz, U.D.; Heyse, V. (2008), S. 69-71

[298] Gemeint ist z.B. der Wegfall von Vergünstigungen, die Kündigung einer unbefristeten Anstellung, sichere und regelmäßige Gehaltszahlungen, oder der Verlust von sozialen Bindungen.

[299] vgl. Meyer, J.P.; Allen, N.J. (1991), S. 11, Gauger, J. (2000), S. 96-101

[300] vgl. Kapitel 2.6 War for Talents

ges von Gütern abzugrenzen. Relocation umfasst den gesamten Prozess des Umzuges und wird oftmals im Kontext von berufsbedingten Entsendungen von Mitarbeitern ins Ausland verwendet. Der Relocation-Service fördert durch die Übernahme administrativer Tätigkeiten und Maßnahmen zur sozialen Eingliederung, eine reibungslose Beschäftigungsaufnahme in dem Zielland.[301]

Aufgrund des hohen Kosten- und Organisationsaufwandes für das Unternehmen kann alternativ zur Personalabteilung der Relocation-Service durch externe Dienstleister durchgeführt werden. Je nach Dienstleistungsangebot reicht der Service von vorbereitenden Beratungen hinsichtlich kultureller und sprachlicher Fragestellungen bis hin zu umfassender Unterstützung bei:

- der ersten Orientierung (Abholung vom Flughafen, Besichtigung und Informationen zum neuen Wohnort und Begehung der Arbeitsstätte bereits vor dem Umzug),
- Abwicklung der alten Wohnung und Suche einer neuen Wohnung (Kündigung des Mietvertrags, Renovierung, Postnachsendung, Erstellung eines Anforderungsprofils für die neue Wohnung, Vorauswahl, Wohnungsbesichtigungen, Mietvertragsverhandlungen, An- und Abmeldung von Strom, Gas, Wasser, Telefon, Internet, Fernsehen etc.),
- der Integration in das soziale Umfeld (Umzugsorganisation, Einrichtung von einem Bankkonto, Abschluss von Versicherungen, ggf. Hilfe bei der Suche nach geeigneten Kindergärten oder Schulen, Eingliederungshilfe in ein soziales Umfeldes am neuen Wohnort etc.) sowie
- Behördengängen (Steuerkarte, PKW-Anmeldung, Aufenthalts- und Arbeitserlaubnis, Führerscheinummeldung, ggf. Kindergeldbeantragung etc.).[302]

Warum im Rahmen der Arbeitsmigration von ausländischen Altenpflegern die Unterstützung bei Behördengängen und die Kenntnisse der deutschen Sprache eine wichtige Rolle spielen, soll nachfolgend aufgezeigt werden.

6.4.3 Sprache

> *„Es steht außer Zweifel, dass eine ausreichende Beherrschung der deutschen Sprache eine der wesentlichen Voraussetzungen für eine erfolgreiche gesellschaftliche Integration von [...] Migranten ist."*[303]

---

[301] vgl. Britsch, F.; Schneider, H.U. (2003), S. 121-122, 134-138, Schipper, K. (2007), S. 89-90, Jonas, R. (2009), S. 80, Persitzky, C. (2011), S. 1-3

[302] vgl. Dienstleistungsangebot diverser Relocation-Agenturen in Deutschland

Idealerweise verfügt der Arbeitsmigrant bereits über Kenntnisse in der deutschen Sprache. Diese sollten den Arbeitsmigranten befähigen, mit Mitmenschen kommunizieren und dadurch am täglichen Leben in Deutschland teilhaben zu können. Neben dem Aspekt der Integration bedarf es zudem der sog. „erforderlichen Kenntnisse der deutschen Sprache". Diese werden bei der Antragstellung auf Erlaubnis zur Führung der Berufsbezeichnung[304] gefordert. In der Altenpflege ist die Kommunikation bei der Versorgung und Betreuung der Pflegebedürftigen unerlässlich.

Sollten daher zum Zeitpunkt der Antragstellung keine bzw. offensichtlich ungenügende Sprachkenntnisse vorhanden sein, liegt es im Interesse des zukünftigen Arbeitgebers, frühzeitig Abhilfe zu schaffen, da andernfalls die Erlaubnis versagt werden könnte.

Die Fachkraft könnte bereits im Herkunftsland und noch vor der eigentlichen Arbeitsmigration nach Deutschland das erforderliche Sprachniveau erlangen. So bietet beispielsweise das Kooperationsnetzwerk des Goethe-Instituts in 92 Ländern und über 1.000 Einrichtungen Sprachkurse an.[305] Ist die Migration bereits erfolgt, bieten zahlreiche Einrichtungen in Deutschland Intensivkurse an, in denen in wenigen Wochen ebenfalls das benötigte Sprachniveau erlernt werden kann. Zudem startet ab dem Frühjahr 2013 das von der Europäischen Kommission geförderte Online-Portal www.deutsch.info. Acht Partner aus sechs europäischen Staaten entwickeln eine Plattform, auf der kostenlos in zehn europäischen Sprachen das Erlernen der deutschen Sprache ermöglicht wird.[306]

Die Kosten der notwendigen Sprachausbildung sollte der Arbeitgeber tragen, da dadurch zum einen die finanzielle Belastung der Arbeitsmigration (Transaktionskosten) für die Fachkraft reduziert wird und zum anderen die gewährte Sprachausbildung hinsichtlich der Mitarbeiterbindung das normative Commitment der Fachkraft erhöhen könnte.

6.5 Berufsbezeichnung

Damit in Deutschland der Arbeitsmigrant als Fachkraft in der Altenpflege tätig werden kann, bedarf es einer Erlaubnis zur Führung der Berufsbezeichnung. Andernfalls stellt eine Berufsausübung ohne Erlaubnis eine Ordnungswidrigkeit dar und kann mit Bußgeld geahndet werden.[307] Zudem ist die Erlaubnis erforderlich, damit der Arbeitsmig-

---

[303] Kühn, G. (2012), S. 13
[304] vgl. Kapitel 4.2.3. Altenpflegegesetz
[305] vgl. Mücher, C. (2012), S. 89
[306] vgl. Leonenko, A. (2012), S. 1-4
[307] vgl. § 27 AltPflG

rant i.S.d. der Fachkraftquote auch als Fachkraft in einer stationären Pflegeeinrichtung eingesetzt werden kann.[308] Die Erlaubnis zur Führung der Berufsbezeichnung wird auf Antrag von der zuständigen Stelle erteilt, sofern der Antragsteller die Voraussetzungen des § 2 AltPflG erfüllt. Das Verfahren ist in der Regel gebührenpflichtig.

Im Rahmen der Arbeitsmigration muss der ausländische Antragsteller für die Erlaubnis zur Führung der Berufsbezeichnung des „Altenpflegers" zunächst die Gleichwertigkeit des im Ausland erworbenen Ausbildungsstandes mit den deutschen Ausbildungserfordernissen in der Altenpflege nachweisen.[309] Dafür kann der Arbeitsmigrant unabhängig von der Staatsangehörigkeit, der Herkunft des Abschlusses und einem Aufenthaltsstatus bei der zuständigen Stelle einen Antrag auf Gleichwertigkeitsprüfung stellen. Zudem muss der Antragsteller persönlich geeignet sein. In diesem Zusammenhang darf sich der Antragsteller nicht eines Verhaltens schuldig gemacht haben, aus dem sich eine Unzuverlässigkeit zur Ausübung des Berufes ergibt.[310] Die Unzuverlässigkeit zur Berufsausübung setzt ein Verhalten voraus, welches die begründete Annahme zulässt, dass der Antragsteller auch in Zukunft die berufsspezifischen Vorschriften und Pflichten nicht beachtet. Dabei werden Art, Schwere und Zahl von Verstößen gegen Berufspflichten sowie die Persönlichkeit und die Lebensumstände berücksichtigt.[311] Ebenso muss der Antragsteller über die für die Ausübung der Berufstätigkeit erforderlichen deutschen Sprachkenntnisse verfügen und gesundheitlich für die Ausübung des Berufes geeignet sein.[312]

6.5.1 Persönliche und gesundheitliche Eignung

Zum Nachweis der persönlichen Eignung bedarf es eines Führungszeugnisses der Belegart O[313], das nicht älter als drei Monate sein darf. Ein Arbeitsmigrant muss ein entsprechenden Nachweis, eine Bescheinigung oder einen Strafregisterauszug von der zuständigen Behörde des Herkunftsstaats erbringen.[314] Die Prüfung der gesundheitlichen Eignung erfolgt auf Grundlage eines ärztlichen Attests, das bei Erteilung der Erlaubnis ebenfalls nicht älter als drei Monate sein darf. Arbeitsmigranten aus dem europäischen Ausland können alternativ einen entsprechenden Nachweis der zuständigen Behörde des Herkunftsstaates vorlegen. Ist ein derartiger Nachweis im Herkunfts-

---

[308] vgl. Kapitel 4.6 Fachkraftquote

[309] vgl. § 2 Abs. 1 Nr. 1 AltPflG

[310] vgl. § 2 Abs. 1 Nr. 2 AltPflG

[311] vgl. VG München, Urteil vom 04.03.2008 - M 16 K 06.3357

[312] vgl. § 2 Abs. 1 Nr. 3-4 AltPflG

[313] Gemeint ist eine behördliche Bescheinigung über bisher registrierte Straftaten einer Person zur Vorlage bei einer deutschen Behörde gemäß § 30 Abs. 5 BZRG.

[314] vgl. § 21 Abs. 1 AltPflAPrV

staat nicht vorgesehen, kann von der zuständigen Behörde dieses Staates eine Bescheinigung ausgestellt werden aus der sich ergibt, dass der Antragsteller die gesundheitliche Eignung aufweist.[315]

6.5.2 Kenntnisse der deutschen Sprache

In welcher Form der Nachweis der „erforderlichen Kenntnisse der deutschen Sprache" zu erfolgen hat, ist gesetzlich nicht definiert. In der Praxis entspricht das Sprachniveau B1 des „Gemeinsamen Europäischen Referenzrahmen für Sprachen" (GER) den Anforderungen an „ausreichende Kenntnisse" der deutschen Sprache.[316] Im Sinne der „erforderlichen Kenntnisse" der deutschen Sprache wird das Sprachniveau B2 gefordert.[317]

Selbstständige Sprachverwendung	
B2	Kann die Hauptinhalte komplexer Texte zu konkreten und abstrakten Themen verstehen; versteht im eigenen Spezialgebiet auch Fachdiskussionen. Kann sich so spontan und fließend verständigen, dass ein normales Gespräch mit Muttersprachlern ohne größere Anstrengung auf beiden Seiten gut möglich ist. Kann sich zu einem breiten Themenspektrum klar und detailliert ausdrücken, einen Standpunkt zu einer aktuellen Frage erläutern und die Vor- und Nachteile verschiedener Möglichkeiten angeben.
B1	Kann die Hauptpunkte verstehen, wenn klare Standardsprache verwendet wird und wenn es um vertraute Dinge aus Arbeit, Schule, Freizeit usw. geht. Kann die meisten Situationen bewältigen, denen man auf Reisen im Sprachgebiet begegnet. Kann sich einfach und zusammenhängend über vertraute Themen und persönliche Interessengebiete äußern. Kann über Erfahrungen und Ereignisse berichten, Träume, Hoffnungen und Ziele beschreiben und zu Plänen und Ansichten kurze Begründungen oder Erklärungen geben.

Tabelle 5: Globalskala Sprachniveau

Das Berufsqualifikationsfeststellungsgesetz schreibt keine gesonderten Anforderungserfordernisse hinsichtlich der Sprache im Rahmen der Feststellung der Gleichwertigkeit vor. Da jedoch Fachgespräche als Verfahren zur Ermittlung der beruflichen Fertigkeiten, Kenntnisse und Fähigkeiten bei fehlenden Nachweisen i.S.d. BQFG durch die zuständige Stelle durchgeführt werden könnten, wird indirekt Bezug auf die erforderlichen Kenntnisse der deutschen Sprache genommen.[318]

---

[315] vgl. § 21 Abs. 2 AltPflAPrV

[316] vgl. Zentner, C. (2008), S. 1-2

[317] vgl. ZAV (2011), S. 2, Landesärztekammer Hessen (2012): Ausreichende Deutschkenntnisse von Ärztinnen und Ärzten sind ein Gebot der Patientensicherheit, Marburger Bund (2012), S. 5-6, Lukowski, A. (2011), S. 3

[318] vgl. § 14 Abs. 2 BQFG

6.5.3 Gleichwertigkeit

Unter Bezugnahme der im Ausland absolvierten Ausbildungsgänge und Berufserfahrung wir die Gleichwertigkeit geprüft. Dafür muss der Antragsteller bei der zuständigen Stelle folgende Unterlagen einreichen:

- eine tabellarische Aufstellung der absolvierten Ausbildungsgänge und der ausgeübten Erwerbstätigkeiten in deutscher Sprache,
- ein Identitätsnachweis,
- im Ausland erworbene Ausbildungsnachweise,
- Nachweise über einschlägige Berufserfahrungen und sonstige Befähigungsnachweise, sofern diese zur Feststellung der Gleichwertigkeit erforderlich sind,
- eine Erklärung, dass bisher noch kein Antrag auf Feststellung der Gleichwertigkeit gestellt wurde.[319]

Die Unterlagen sind in Form von Originalen oder beglaubigten Kopien und übersetzt[320] in die deutsche Sprache vorzulegen. Es besteht jedoch die Möglichkeit, dass die zuständige Stelle[321] abweichende Anforderungserfordernisse zur Form für die vorzulegenden Dokumente zulässt.[322]

Eine Gleichwertigkeit i.S.d. Voraussetzung des § 2 Abs. 1 Nr. 1 AltPflG, wird für die Fachkräfte nach Prüfung durch die zuständige Stelle bescheinigt, wenn keine wesentlichen Unterschiede zwischen dem deutschen und dem im Ausland erworbenen Ausbildungsstand bestehen.[323] Werden wesentliche Unterschiede festgestellt, müsste der Antragsteller einen max. dreijährigen Anpassungslehrgang oder eine Prüfung[324] absolvieren um den Nachweis gleichwertiger Kenntnisse und Fähigkeiten zu erbringen.[325] Im Einzelfall ist auch eine Prüfung beschränkt auf die festgestellten Defizite möglich. Für Fachkräfte aus EU-Staaten besteht hier ein Wahlrecht zwischen den beiden Maßnahmen. In dieser Zeit könnte der Arbeitsmigrant ggf. als Altenpflegehelfer, jedoch nicht als Fachkraft in der Altenpflegeeinrichtung eingesetzt werden.

---

[319] vgl. § 12 Abs. 1 BQFG

[320] Die Übersetzungen sind von einem Dolmetscher oder Übersetzer anfertigen zu lassen.

[321] vgl. Tabelle 7: zuständige Stellen Altenpflege (Anhang)

[322] vgl. § 12 Abs. 2 BQFG

[323] vgl. Kapitel 5.6 Berufsqualifikationsfeststellungsgesetz

[324] vgl. §§ 5 ff. AltPflAPrV

[325] vgl. § 2 Abs. 3 AltPflG

6.6 Fazit

Die Maßnahmen zur Personalbeschaffung von Fachkräften aus dem Ausland unterscheiden sich im Grunde nur unwesentlich vom Prozess der Personalbeschaffung im Inland. Die Ansprache der Fachkräfte kann dabei aktiv oder passiv erfolgen. Bewährte Mittel wie Stellenausschreibungen in Print- oder Onlinemedien, die Fachkräfteermittlung durch Personaldienstleister bzw. öffentliche Vermittlungseinrichtungen oder Karriereveranstaltungen und Kooperationen mit Hochschulen eigenen sich daher auch für die internationale Personalbeschaffung. Hinsichtlich der geeigneten Recruiting-Kanäle und der Sprache, gilt es etwaige länderspezifische Besonderheiten zu berücksichtigen. Zudem können im gesamten Prozess, beginnend bei der Identifizierung der Fachkraft, bis hin zum ersten Arbeitstag zaheiche Maßnahmen ergriffen werden, die geeignet sind, die neue Fachkraft an das Unternehmen zu binden.

Das Anwerben von Fachkräften aus dem Ausland ist im Vergleich zur inländischen Personalbeschaffung mit einem erhöhten Einsatz der Ressourcen Zeit und Kapital verbunden. Im Rahmen der direkten Ansprache könnten daher auch Video-Interviews über das Internet zur Bewerberauswahl eingesetzt werden, um Reisekosten gering zu halten. Ebenfalls ist es wichtig, dass den Vorschriften hinsichtlich der Erlaubnis zur Führung der Berufsbezeichnung in der Altenpflege bestmöglich entsprochen wird. Wird die Erlaubnis verweigert, könnte der Arbeitsmigrant nicht als Fachkraft in der Altenpflege tätig werden. Daher sollten bereits zu Beginn des Auswahlprozesses alle relevanten Daten und Qualifikationen erfasst und mit den geforderten Anforderungen abgeglichen werden.

In der Vergangenheit gab es keine nennenswerten Migrationsbewegungen im Kontext der Arbeitsmigration von Altenpflegern nach Deutschland. Auch in absehbarer Zukunft wird sich dieser Umstand nicht grundlegend ändern. Eine wesentliche Ursache hierfür ist die äußerst schwierige Anerkennung ausländischer Berufsabschlüsse in der Altenpflege, da der deutsche Ausbildungsberuf des Altenpflegers in Form und Umfang einzigartig ist. Aufgrund der fehlenden Vergleichbarkeit der Berufsabschlüsse, führen Anträge auf Prüfung der Gleichwertigkeit im Ergebnis nahezu ausnahmslos zu einer Verweigerung zur Führung der Berufsbezeichnung. Wie steht es also nun um die Arbeitsmigration in der stationären Altenpflege?

7 Abschluss

7.1 Zusammenfassung

Um diese Frage abschließend beantworten zu können, bedarf es einer Rekapitulation der einzelnen Kapitel.

Nach der Einführung in die Thematik wurden im zweiten Kapitel die Herausforderungen vorgestellt, vor denen die stationäre Altenpflege steht. Ein Hauptaugenmerk lag auf dem demografischen Wandel. Dieser wirkt sich sowohl auf den Pflegebedarf als auch auf den Fachkräftemangel aus. Sinkende Geburtenraten und eine steigende Lebenserwartung belasten die Altenpflege in doppelter Weise. Das Pflegepersonal wird zunehmend älter, ohne dass genügend junge Nachwuchskräfte folgen und gleichzeitig nimmt die Anzahl der Pflegebedürftigen zu. Des Weiteren verändert sich die Struktur der Bewohner in den Heimen. Pflegebedürftige werden länger im Rahmen der häuslichen Pflege versorgt und kommen erst im hohen Alter mit multimorbiden Erkrankungen in die stationäre Altenpflege, um dort ihren letzten Lebensabschnitt zu verbringen. Damit die erforderliche Pflege gewährleistet werden kann, bedarf es qualifizierter Fachkräfte. Doch diese sind rar, denn neben dem demografischen Wandel wirken sich das schlechte Image, die hohen körperlichen und psychischen Belastungen und eine vergleichsweise geringe Vergütung negativ auf das Berufsbild aus. Da in der stationären Altenpflege eine gesetzliche Fachkraftquote festgesetzt ist, verschärft sich daher zunehmend der Kampf um die wenigen qualifizierten Fachkräfte.

Als möglicher Ausweg aus dem nationalen Fachkräftemangel in der stationären Altenpflege kommt die Arbeitsmigration von Fachkräften aus dem Ausland in Betracht. Vor den Ausführungen zur Arbeitsmigration, galt es zunächst in den Kapiteln drei bis fünf, die fachlichen Grundlagen zu schaffen.

Nachdem zu Beginn des dritten Kapitels der hohe Stellenwert der Gesundheitswirtschaft in Deutschland verdeutlicht wurde, bildeten die Definitionen zu wesentlichen Begrifflichkeiten, wie z.B. der Pflegebedürftigkeit, der professionellen Pflege oder der Pflege selbst, die Basis für die darauf aufbauenden Ausführungen. So sollte im Rahmen dieser Arbeit unter dem Begriff der Pflege eine professionelle pflegerische Betreuung und Versorgung pflegebedürftiger Menschen verstanden werden. Ebenso wurde das System der sozialen Pflegeversicherung in Deutschland vorgestellt und eine Abgrenzung der stationären Pflege von der teilstationären bzw. der Kurzzeitpflege vorgenommen.

Im vierten Kapitel standen vor allem die Ausführen zu den rechtlichen Grundlagen in der Altenpflege und das Berufsbild des Altenpflegers im Fokus der Betrachtung. Neben dem Altenpflegegesetz wurden das Heimgesetz und die Heimpersonalverordnung vorgestellt, da diese zum einen den Beruf des examinierten Altenpflegers bestimmen und zum anderen die personelle Ausstattung und Qualifikation der Pflegekräfte in den stationären Altenpflegeinrichtungen reglementieren. In Abgrenzung zur Krankenpflege wurde der Beruf des Altenpflegers als eigenständiges Berufsbild mit dem Schwerpunkt der medizinisch- und sozialpflegerischen Betreuung und Versorgung pflegebedürftiger und alter Menschen herausgestellt. Ziel des fünften Kapitels war es, die relevanten Grundlagen zur Arbeitsmigration zu schaffen. Nachdem sich über Ausführungen zur Migration die Arbeitsmigration erarbeiten ließ, wurde diese als ein grenzüberschreitender und auf Dauer angelegter Prozess definiert, der die Verlegung des Wohnsitzes nach Deutschland zum Zwecke der Erwerbstätigkeit in der stationären Altenpflege bedingt. Im europäischen Kontext wurde die Arbeitnehmerfreizügigkeit und die damit verbunden Chancen und Risiken vorgestellt. Neben der Green Card Initiative und dem Zuwanderungsgesetz lag ein weiter rechtlicher Schwerpunkt auf der Umsetzung von europäischen Richtlinien im Kontext der Arbeitsmigration in deutsches Recht. Die Blaue Karte für Hochqualifizierte und vor allem das Berufsqualifikationsfeststellungsgesetz standen dabei im Zentrum der Betrachtung.

Konkrete Maßnahmen bezüglich der Arbeitsmigration in der stationären Altenpflege wurden im sechsten Kapitel thematisiert. Die Ausführungen zu den Möglichkeiten der Ansprache von ausländischen Fachkräften sowie zum Relocation-Service im Zusammenhang mit der Personalintegration haben verdeutlicht, dass sich die Arbeitsmigration von Fachkräften aus dem Ausland kosten- und zeitintensiv gestalten kann. Wichtigste Erkenntnis aus dem sechsten Kapitel ist jedoch, dass zur Führung der Berufsbezeichnung ein entsprechender Antrag erforderlich ist. Im Rahmen dieses Antrages wird die Gleichwertigkeit der ausländischen Berufsabschlüsse geprüft. Aufgrund der fehlenden Vergleichbarkeit der deutschen Berufsausbildung zum Altenpfleger mit ausländischen Qualifikationen, ist eine zielführende Arbeitsmigration von Fachkräften i.S.d. Fachkräftedefinition dieser Arbeit nicht möglich.

7.2 Fazit

Die Arbeitsmigration ist grundsätzlich ein geeignetes Mittel, um dem Fachkräftemangel in Deutschland zu begegnen. Die wirtschaftlichen und gesellschaftlichen Rahmenbedingungen sind in Deutschland auch in Zeiten der Finanzkrise stabil und machen somit Deutschland als Zielland für Arbeitsmigranten sehr attraktiv. Die hohen Arbeitslosenquoten in den benachbarten EU-Staaten tragen ebenfalls dazu bei, dass der deutsche Arbeitsmarkt für ausländische Fachkräfte eine realistische Alternative darstellt. Die Politik bemüht sich zudem, im Rahmen von Gesetzgebungsverfahren und Imagekampagnen Fachkräfte für die deutsche Wirtschaft zu werben. So ist beispielsweise aktuell die Fachkräfteoffensive auf dem gleichnamigen Internetportal www.fachkraefteoffensive.de ausgerufen worden. Im Mittelpunkt derartiger Bemühungen stehen jedoch oftmals die ingenieurwissenschaftlich ausgebildeten Fachkräfte oder die IT-Spezialisten. Die Altenpflege taucht als Mangelberuf eher selten auf. Obwohl Branchenverbände den Fachkräftemangel in der Altenpflege anprangern, hat sich in den vergangenen Jahren hier wenig getan. Auch die Arbeitnehmerfreizügigkeit für die Staatsangehörigen der EU-Mitgliedsstaaten trug nicht zu einer wesentlichen Entspannung des Fachkräftemangels in der Altenpflege bei.

Hinsichtlich des Fachkräftemangels in der stationären Altenpflege ist somit festzuhalten, dass eine Arbeitsmigration von qualifizierten Altenpflegefachkräften i.S.d. AltPfG praktisch nicht stattfindet. Der Grund ist die fehlende Vergleichbarkeit der ausländischen Qualifikationen mit der deutschen Berufsausbildung zum Altenpfleger. Ein Blick auf die Ausbildungs- und Prüfungsverordnung verdeutlicht, welche hohen qualitativen Anforderungen an die Altenpflegeausbildung in Deutschland gestellt werden. Ausländische Ausbildungen erreichen die geforderten Stundenzahlen bei weitem nicht. Aufgrund der fehlenden Vergleichbarkeit müssen sich die Arbeitgeber in der stationären Altenpflege daher um Alternativen bemühen. In diesem Zusammenhang erscheint es praktikabel, ausländische Krankenpfleger für die Altenpflege zu gewinnen. Zwar ist die sozialpflegerische Komponente dieses Berufsbildes weniger stark ausgeprägt, aber die Nähe der beiden Berufsbilder und die Zurechenbarkeit des Krankenpflegers als Fachkraft i.S.d. Fachkraftquote sprechen für diese Alternative zum Altenpfleger. Zudem ließe sich auf europäischer Ebene das sektorale System der Anerkennung des Krankenpflegers nutzen.

7.3 Ausblick

Die Ende 2012 erscheinende Pflegestatistik wird voraussichtlich den bereits für 2009 diagnostizierten Trend eines steigenden quantitativen und qualitativen Pflegebedarfs fortschreiben. In der häuslichen Altenpflege zeigen sich schon jetzt starke Tendenzen zur illegalen Beschäftigung von Haushaltshilfen aus dem osteuropäischen Ausland.[326] Dieses Zeichen ist als ein klares Signal dafür zu werten, dass das vorherrschende System der sozialen Pflegeversicherung in Deutschland scheinbar an seine Grenzen stößt.

Daher wird die stationäre Altenpflege auch in naher Zukunft stark unter den vorherrschenden Rahmenbedingungen zu leiden haben. Angesichts der Verschärfung des Fachkräftemangels könnte mittelfristig die Fachkraftquote ins Wanken geraten. Viele Heimgesetze der Bundesländer treten 2015 außer Kraft. Notwenige Reformen zu den Gesetzen könnten dann auch Vorschriften zur Erweiterung des Fachkraftbegriffs oder zur Reduzierung der Fachkraftquote beinhalten. Mit einer Reduzierung der Fachkraftquote könnte jedoch die Qualität der Pflegeleistung sinken, was in Anbetracht des steigenden Pflegebedarfs äußerst problematisch wäre. Daher benötigt die stationäre Altenpflege dringend qualifizierte Fachkräfte. Die Arbeitsmigration von ausländischen Fachkräften, speziell von Krankenpflegern, könnte in naher Zukunft eine wichtige Rolle spielen.

Des Weiteren wird sich die Politik zwangsläufig mit der Neudefinition des Pflegebedürftigkeitsbegriffes auseinandersetzen müssen, denn basierend auf dieser Definition leiten sich die Leistungen aus der sozialen Pflegeversicherung ab. Darüber hinaus werden sich zukünftig auch Probleme bezüglich der Finanzierung der sozialen Pflegeversicherung ergeben. Aufgrund des demografischen Wandels wird das durch Umlagen finanzierte System der sozialen Pflegeversicherung vor ähnlichen Schwierigkeiten wie die gesetzliche Rentenversicherung stehen. Es ist wahrscheinlich, dass der Bereich der privaten Pflegevorsorge weiter an Relevanz gewinnen wird.

Die Überlegungen, die Berufsbilder des Kranken- und des Altenpflegers zu reformieren und zusammenzuführen, bilden eine gute Grundlage dem Fachkräftemangel in der stationären Altenpflege langfristig zu begegnen. Die geplante Akademisierung der Berufsbilder entspräche zudem den Rahmenbedingungen, die bereits in der Mehrzahl der anderen EU-Mitgliedsstaaten vorherrschen. Zudem würde eine Anerkennung der ausländischen Berufsqualifikationen auch in der Altenpflege möglich sein, da sich das aktuell bestehende Anforderungsprofil an die Ausbildung zum Altenpfleger stärker dem Ausbildungsprofil des Krankenpflegers annähern würde. Idealerweise müsste das Berufsbild der „generalistischen" Pflegekraft die Anforderungen an die Aufnahme in das sektorale System der Anerkennung erfüllen, um eine gezielte und effektive Arbeitsmigration auch für die Altenpflege zu ermöglichen.

---

[326] vgl. Westhoff, A.; Westhoff, J. (2012), S. 62

Anhang

Aufbau der Ausbildung gemäß Anlage 1 (zu § 1 Abs. 1) KrPflAPrV und Anlage 1 (zu § 1 Abs. 1) AltPflAPrV	
Ausbildungs- und Prüfungsverordnung für die Berufe in der Krankenpflege (KrPflAPrV)	**Altenpflege-Ausbildungs- und Prüfungsverordnung (AltPflAPrV)**
Theoretischer und praktischer Unterricht (2.100 Stunden). *Im Rahmen des Unterrichts erfolgt eine Differenzierung in Gesundheits- und Krankenpflege oder Gesundheits- und Kinderkrankenpflege.* • Pflegesituationen bei Menschen aller Altersgruppen erkennen, erfassen und bewerten • Pflegemaßnahmen auswählen, durchführen und auswerten • Unterstützung, Beratung und Anleitung in gesundheits- und pflegerelevanten Fragen fachkundig gewährleisten • Bei der Entwicklung und Umsetzung von Rehabilitationskonzepten mitwirken und diese in das Pflegehandeln integrieren • Pflegehandeln personenbezogen ausrichten • Pflegehandeln an pflegewissenschaftlichen Erkenntnissen ausrichten • Pflegehandeln an Qualitätskriterien, rechtlichen Rahmenbestimmungen sowie wirtschaftlichen und ökologischen Prinzipien ausrichten • Bei der medizinischen Diagnostik und Therapie mitwirken • Lebenserhaltende Sofortmaßnahmen bis zum Eintreffen der Ärztin oder des Arztes einleiten • Berufliches Selbstverständnis entwickeln und lernen, berufliche Anforderungen zu bewältigen • Auf die Entwicklung des Pflegeberufs im gesellschaftlichen Kontext Einfluss nehmen • In Gruppen und Teams zusammenarbeiten	Theoretischer und praktischer Unterricht in der Altenpflege (2.100 Stunden). Aufgaben und Konzepte in der Altenpflege: • Theoretische Grundlagen in das altenpflegerische Handeln einbeziehen • Pflege alter Menschen planen, durchführen, dokumentieren und evaluieren • Alte Menschen personen- und situationsbezogen pflegen • Anleiten, beraten und Gespräche führen • Bei der medizinischen Diagnostik und Therapie mitwirken Unterstützung alter Menschen bei der Lebensgestaltung: • Lebenswelten und soziale Netzwerke alter Menschen beim • altenpflegerischen Handeln berücksichtigen • Alte Menschen bei der Wohnraum- und Wohnumfeldgestaltung unterstützen • Alte Menschen bei der Tagesgestaltung und bei selbst organisierten Aktivitäten unterstützen Rechtliche und institutionelle Rahmenbedingungen altenpflegerischer Arbeit: • Institutionelle und rechtliche Rahmenbedingungen beim altenpflegerischen Handeln berücksichtigen • An qualitätssichernden Maßnahmen in der Altenpflege mitwirken

Praktische Ausbildung (2.500)	Praktische Ausbildung (2.500)
Allgemeiner Bereich • 1. Gesundheits- und Krankenpflege von Menschen aller Altersgruppen in der stationären Versorgung in kurativen Gebieten in den Fächern Innere Medizin, Geriatrie, Neurologie, Chirurgie, Gynäkologie, Pädiatrie, Wochen- und Neugeborenenpflege sowie in mindestens zwei dieser Fächer in rehabilitativen und palliativen Gebieten • 2. Gesundheits- und Krankenpflege von Menschen aller Altersgruppen in der ambulanten Versorgung in präventiven, kurativen, rehabilitativen und palliativen Gebieten Differenzierungsbereich • Gesundheits- und Krankenpflege Stationäre Pflege in den Fächern Innere Medizin, Chirurgie, Psychiatrie oder • Gesundheits- und Kinderkrankenpflege Stationäre Pflege in den Fächern Pädiatrie, Neonatologie, Kinderchirurgie, Neuropädiatrie, Kinder- und Jugendpsychiatrie.	• Kennenlernen des Praxisfeldes unter Berücksichtigung institutioneller und rechtlicher Rahmenbedingungen und fachlicher Konzepte. • Mitarbeiten bei der umfassenden und geplanten Pflege alter Menschen einschließlich Beratung, Begleitung und Betreuung und mitwirken bei ärztlicher Diagnostik und Therapie unter Anleitung. • Übernehmen selbstständiger Teilaufgaben entsprechend dem Ausbildungsstand in der umfassenden und geplanten Pflege alter Menschen einschließlich Beratung, Begleitung und Betreuung und mitwirken bei ärztlicher Diagnostik und Therapie unter Aufsicht. • Übernehmen selbstständiger Projektaufgaben, z. B. bei der Tagesgestaltung oder bei der Gestaltung der häuslichen Pflegesituation. • Selbstständig planen, durchführen und reflektieren der Pflege alter Menschen einschließlich Beratung, Begleitung und Betreuung und mitwirken bei der ärztlichen Diagnostik und Therapie unter Aufsicht.

Tabelle 6: Unterschiede gem. KrPflAPrV und AltPflAPrV

Bundesland	Zuständige Stelle	Ort	Anschrift	Kontakt
Baden-Württemberg	Regierungspräsidium Stuttgart - Landesprüfungsamt für Medizin, Pharmazie und Approbationswesen	Stuttgart	Nordbahnhofstraße 135, 70191 Stuttgart	Tel.: 0711 904-350-00 Mail: poststelle@rps.bwl.de Web: http://goo.gl/WyMCB
	Regierungspräsidium Tübingen - Abt. 2	Tübingen	Konrad-Adenauer-Straße 20, 72072 Tübingen	Tel.: 07071 757-0 Mail: poststelle@rpt.bwl.de Web: http://goo.gl/bV9dE
	Regierungspräsidium Karlsruhe	Karlsruhe	Schloßplatz 1-3, 76131 Karlsruhe	Tel.: 0721/926-0 Mail: poststelle@rpk.bwl.de Web: http://goo.gl/voM10
Bayern	Regierung von Oberfranken	Bayreuth	Ludwigstraße 20, 95444 Bayreuth	Tel.: 0921 604-0 Mail: poststelle@reg-ofr.bayern.de Web: http://goo.gl/ql9rm
Berlin	Landesamt für Gesundheit und Soziales Berlin (Referat IA)	Berlin	Fehrbelliner Platz 1, 10707 Berlin	Tel.: 030 902-292134 Mail: info.arzt@lageso.berlin.de Web: http://goo.gl/et9dW
Brandenburg	Landesamt für Soziales und Versorgung - Landesgesundheitsamt - Dezernat 31	Cottbus	Lipezker Straße 45, 03048 Cottbus	Tel.: 03552893231 Mail: post@lasv.brandenburg.de Web: http://goo.gl/uZABn
Bremen	Senatorin für Soziales, Kinder, Jugend und Frauen	Bremen	An der Weide 50, 28195 Bremen	Tel.: 0421 361-10952; -2332 Mail: office@soziales.bremen.de Web: http://goo.gl/PXgIs
Hamburg	Behörde für Gesundheit und Verbraucherschutz	Hamburg	Billstraße 80, 20539 Hamburg	Tel.: 040 428-370 Mail: gesundheit-verbraucherschutz@bgv.hamburg.de Web: http://goo.gl/FvDVq

Hessen	Regierungspräsidium Darmstadt	Darmstadt	Luisenplatz 2, 64283 Darmstadt	Tel.: 06151 120 Mail: poststelle@rpda.hessen.de Web: http://goo.gl/A9XyY
Mecklenburg-Vorpommern	Landesamt für Gesundheit und Soziales - Landesprüfungsamt für Heilberufe	Rostock	Erich-Schlesinger-Str. 35, 18059 Rostock	Tel.: 0381 33159-0 Mail: poststelle.lph@lagus.mv-regierung.de Web: http://goo.gl/KNSW4
Niedersachsen	Landesamt für Soziales, Jugend und Familie - Außenstelle Lüneburg	Lüneburg	Auf der Hude 2, 21339 Lüneburg	Tel.: 04131 150 Mail: Poststelle@br-lg.niedersachsen.de Web: http://goo.gl/Ci1yj
Nordrhein-Westfalen	Bezirksregierung Münster	Münster	Domplatz 1-3, 48143 Münster	Tel.: 0251 411-0 Mail: poststelle@bezreg-muenster.nrw.de Web: http://goo.gl/yJuIj
	Bezirksregierung Arnsberg	Arnsberg	Seibertzstraße 1, 59821 Arnsberg	Tel.: 02931 82-0 Mail: poststelle@bezreg-arnsberg.nrw.de Web: http://goo.gl/RpNhj
	Bezirksregierung Köln	Köln	Zeughausstraße 2-10, 50667 Köln	Tel.: 0221 147-0 Mail: poststelle@bezreg-koeln.nrw.de Web: http://goo.gl/vDfu6
	Bezirksregierung Düsseldorf - Dez. 24 (Landesprüfungsamt für Medizin, Psychotherapie und Pharmazie)	Düsseldorf	Fischerstr. 10, 40474 Düsseldorf	Tel.: 0211 475-4152, -5152 Mail: - Web: http://goo.gl/APRvu
	Bezirksregierung Detmold	Detmold	Leopoldstraße 15, 32756 Detmold	Tel.: 05231 71-0 Mail: post24@brdt.nrw.de Web: http://goo.gl/TIBjz

Rheinland-Pfalz	Aufsichts- und Dienstleistungsdirektion	Koblenz	Südallee 15-17, 56068 Koblenz	Tel.: 0261 120-0 Mail: poststelle@add.rlp.de Web: http://goo.gl/LpBtQ
Saarland	Ministerium für Arbeit, Familie, Prävention, Soziales und Sport	Saarbrücken	Franz-Josef-Röder-Str. 23, 66119 Saarbrücken	Tel.: 0681 501-00 Mail: poststelle@justiz-soziales.saarland.de Web: http://goo.gl/7wGik
Sachsen	Kommunaler Sozialverband Sachsen (KSV), Fachbereich I	Leipzig	Thomasiusstr. 1, 04109 Leipzig	Tel.: 0341 126-60, -6313 Mail: - Web: http://goo.gl/UfcB0
Sachsen-Anhalt	Landesverwaltungsamt Sachsen-Anhalt - Landesprüfungsamt für Gesundheitsberufe	Halle (Saale)	Maxim-Gorki-Straße 7, 06114 Halle (Saale)	Tel.: 0345 514-3262 Mail: poststelle@lvwa.sachsen-anhalt.de Web: http://goo.gl/WzjFd
Schleswig-Holstein	Landesamt für Soziale Dienste, Abteilung Gesundheitsberufe	Kiel	Adolf-Westphal-Str. 4, 24143 Kiel	Tel.: 0431 988-0 Mail: info@lasd.landsh.de Web: http://goo.gl/Rs6VA
Thüringen	Thüringer Landesverwaltungsamt - Landesprüfungsamt für akademische Heilberufe	Weimar	Weimarplatz 4, 99423 Weimar	Tel.: 0361 377-00 Mail: poststelle@tlvwa.thueringen.de Web: http://goo.gl/XmtdA

Tabelle 7: zuständige Stellen Altenpflege

Pflegeausbildungen in der Europäischen Union

Land	Zugangsvoraussetzungen		Status der Lernenden	Struktur der Ausbildung				System der Ausbildung		
	Alter	Allgemeiner Schulabschluss		Kranken-pflege	Kinderkran-kenpflege	Psych. Pflege	Alten-pflege	Dauer/ Jahre	Verortung	Abschluss
Belgien	18	12 Jahre	Student	+				4	Fachhochschule	Fachhochschuldiplom
			Angestellter + Schüler					3	Berufsschule	Berufsdiplom
Dänemark	–	12 Jahre	Student	+				4	Fachhochschule	Fachhochschuldiplom
Deutschland	–	10 Jahre	Angestellter + Schüler	+	Differen-zierung in der Ausbildung		+	3	Krankenpflegeschule oder Berufsfachschule (BFS)	Staatliche Prüfung / Zeugnis als Diplomäquivalent
Estland	–	12 Jahre	Student	+				3,5	Universität	Bachelor of Nursing
Finnland	–	–	Student	+				3,5	Universität	Bachelor of Nursing
Frankreich	–	12 Jahre	Student	+				3	Akademie	Berufsdiplom
Griechenland	–	12 Jahre	Student	+				4	Universität	Bachelor of Nursing
Großbritannien: England	17,5	12 Jahre	Student	+	Differen-zierung in der Ausbildung	Differen-zierung in der Ausbildung		3	Universität/ College	Diploma in Higher Education
Nord-Irland Schottland Wales								4		Bachelor of Nursing
Irland (Republik)	–	13 Jahre	Student	+	+			3	Universität/College	Bachelor of Nursing
Italien	–	13 Jahre	Student	+				3	Universität	Bachelor of Nursing
Lettland	–	12 Jahre	Student	+				3	Universität	Bachelor of Nursing
Litauen	–	12 Jahre	Student	+				3	Universität	Bachelor of Nursing
Luxemburg	–	11 Jahre	Schüler	+				3	Technisches Lyzeum	Berufsdiplom u. Abitur
Malta	–	12 Jahre	Student	+				4	Universität/College	Universitätsdiplom
Niederlande	17	12 Jahre	Student	+				4	Fachhochschule	Bachelor of Nursing
			Angestellter + Schüler					4	Berufsschule	Berufsdiplom
Polen	–	12 Jahre	Student	+				4	Universität	Bachelor of Nursing
Portugal	–	12 Jahre	Student	+				4	Universität	Bachelor of Nursing
Schweden	–	12 Jahre	Student	+				3	Universität/ College	Universitätsdiplom Berufsdiplom
Slowakien	–	12 Jahre	Student	+				3	Universität	Bachelor of Nursing
Slowenien	–	12 Jahre	Student	+				3	Universität	Bachelor of Nursing
Spanien	–	12 Jahre	Student	+				3	Universität/College	Universitätsdiplom
Tschechien	–	12 Jahre	Student	+				4	Universität	Bachelor of Nursing
Ungarn	18	12 Jahre	Student	+				3 o. 4	Universität	Bachelor of Nursing o. Berufsdiplom
Zypern	–	12 Jahre	Student	+				3,25	Universität	Bachelor of Nursing

Stöcker, G. (2004), eigene Darstellung
Quellen: Rennen-Allhoff/Bergmann-Tyacke, 2000; Country Reports: www.wenr.org 2004

+ = Nur dieser Ausbildungsweg wird im jeweiligen Land angeboten.

Quelle: Stöcker, G. in Heilberufe 05/2004

Abbildung 10: Pflegeausbildung in der EU

Literaturverzeichnis

Albers, W.; Zottmann, A. (Hg.) (1977): Handwörterbuch der Wirtschaftswissenschaft (HdWW). Stuttgart, Tübingen, Göttingen (Band 1).

Allen, T. (2012): Arbeitslosenquote des Euroraums bei 11,1%. Pressemitteilung. Eurostat Pressestelle. Luxemburg. Online verfügbar unter http://epp.eurostat.ec.europa.eu/cache/ITY_PUBLIC/3-02072012-AP/DE/3-02072012-AP-DE.PDF, zuletzt geprüft am 30.07.2012.

American Nurses Association (2007): Registered Nurses: A Distinctive Health Care Profession. American Nurses Association (ANA). Silver Spring (USA).

Amrhein, L. (2011): Jeder will alt werden, aber niemand alt sein. Die gesellschaftliche Konstruktion des hohen Alters und ihre gerontologische und soziologische Rekonstruktion. Veranstaltung vom 2011. Berlin. Veranstalter: Deutschen Gesellschaft für Soziologie. Online verfügbar unter http://goo.gl/2jbTq, zuletzt geprüft am 30.07.2012.

Angenendt, S. (2008): Irreguläre Migration: Begriffe, Konzepte und Entwicklungstrends. Berlin-Institut für Bevölkerung und Entwicklung. Berlin. Online verfügbar unter http://goo.gl/MRhkR, zuletzt geprüft am 30.07.2012.

Anheier, H.; Beller, A.; Haß, R. et al. (2012): Ein Jahr Bundesfreiwilligendienst. Erste Erkenntnisse einer begleitenden Untersuchung. Hertie School of Governance GmbH, Ruprecht-Karls-Universität Heidelberg. Berlin, Heidelberg. Online verfügbar unter http://www.hertie-school.org/fileadmin/images/Downloads/bundesfreiwilligendienst/Report_Bundesfreiwilligendienst.pdf, zuletzt geprüft am 30.07.2012.

Arbeiter-Samariter-Bund (2011): Altenpflege vor dem Burnout? Arbeiter-Samariter-Bund fordert Wandel in der Altenpflege! Arbeiter-Samariter-Bund (ASB). Dresden, Leipzig.

Arbeitgeberverband Pflege e.V. (2010): Arbeitgeberverband Pflege zum Start des Mindestlohnes in der Pflege, am 1. August 2010: Mindestlohn - richtiger Anfang einer

Kette überfälliger Maßnahmen. Pressemitteilung. Arbeitgeberverband Pflege e.V. (AGVP). Berlin. Online verfügbar unter http://goo.gl/BeJjk, zuletzt geprüft am 30.07.2012.

Arbeitgeberverband Pflege (2011): Arbeitgeberverband Pflege: Bündnis aus Pflegewirtschaft und Politik für den steigenden Fachkräftebedarf gefordert. Arbeitgeberverband Pflege e.V. (AGVP). Berlin. Online verfügbar unter http://goo.gl/BXauX, zuletzt geprüft am 30.07.2012.

Augurzky, B.; Mennicken, R. (2011): Faktenbuch Pflege - Die Bedeutung privater Anbieter im Pflegemarkt. Endbericht - September 2011. Unter Mitarbeit von C. Hentschker, C. Mostert und A. Pilny et al. Rheinisch-Westfälisches Institut für Wirtschaftsforschung. Essen.

Baas, T.; Brücker, H. (2011): Mehr Chancen als Risiken für Deutschland. IAB-Kurzbericht. Institut für Arbeitsmarkt- und Berufsforschung (IAB). Nürnberg. Online verfügbar unter http://doku.iab.de/kurzber/2011/kb1011.pdf, zuletzt geprüft am 30.07.2012.

Badura, B.; Schellschmidt, H.; Vetter, C. (Hg.) (2005): Gesundheitsmanagement in Krankenhäusern und Pflegeeinrichtungen. Zahlen, Daten, Analysen aus allen Branchen der Wirtschaft. Berlin: Springer (Fehlzeiten-Report, 2004).

Bahr, D. (2012): Gesetz zur Neuausrichtung der Pflegeversicherung. Erste Beratung des Gesetzes zur Neuausrichtung der Pflegeversicherung. Veranstaltung vom 2012. Berlin. Online verfügbar unter http://goo.gl/IA1rn, zuletzt geprüft am 30.07.2012.

Beeken, R.; Stanjek, K. (2007): Sozialwissenschaften. 3. Aufl., [Nachdr.]. München: Urban & Fischer (Altenpflege konkret, / Hrsg.: Karl Stanjek...).

Benirschke, M. (2011): Altenpfleger hassen das Image des "Urinkellners". Ärzte Zeitung online. Online verfügbar unter http://goo.gl/L66Du, zuletzt aktualisiert am 02.08.2011, zuletzt geprüft am 30.07.2012.

Bertelsmann Stiftung (Hg.) (2006): Demographischer Wandel. Gütersloh.

Bertelsmann Stiftung (2011): Neue Bevölkerungsvorausberechnung 2030. Bertelsmann Stiftung. Gütersloh. Online verfügbar unter http://www.bertelsmannstiftung.de/cps/rde/xbcr/SID-A12DD30E-0031AE93/bst/xcms_bst_dms_34881_34882_2.pdf, zuletzt geprüft am 30.07.2012.

Bettig, U. (2012): Aufgabendifferenzierung innerhalb der Pflegeprofession. In: Bettig, U.; Frommelt, M.; Schmidt, R. (Hg.): Fachkräftemangel in der Pflege. Konzepte, Strategien, Lösungen. Heidelberg: Medhochzwei-Verl. (Gesundheitswesen in der Praxis), S. 81–91.

Bettig, U.; Frommelt, M.; Schmidt, R. (Hg.) (2012): Fachkräftemangel in der Pflege. Konzepte, Strategien, Lösungen. Heidelberg: Medhochzwei-Verl. (Gesundheitswesen in der Praxis).

BKK Bundesverband (2012): Stellungnahme des BKK Bundesverbandes zu dem Referentenentwurf eines Gesetzes zur Neuausrichtung der Pflegeversicherung (Pflege-Neuausrichtungsgesetz – PNG). BKK Bundesverband. Berlin.

Blume, O. (1977): Altenhilfe. In: Albers, W.; Zottmann, A. (Hg.): Handwörterbuch der Wirtschaftswissenschaft (HdWW). Stuttgart, Tübingen, Göttingen (Band 1), S. 217–223.

Boockmann, B.; Harsch, K.; Kirchmann, A. et al. (2011): Evaluation bestehender Mindestlohnregelungen Branche: Pflege. Abschlussbericht an das Bundesministerium für Arbeit und Soziales (BMAS). Unter Mitarbeit von Vivien Ernszt und Anne Feuersinger et al. Anne-Katrin Beurer. Institut für Angewandte Wirtschaftsforschung e.V. (IAW). Tübingen. Online verfügbar unter http://www.bmas.de/SharedDocs/Downloads/DE/PDF-Meldungen/evaluation-mindestlohn-pflegebranche.pdf?__blob=publicationFile, zuletzt geprüft am 30.07.2012.

Bradt, G.; Vonnegut, M. (2009): Onboarding. How to get your new employees up to speed in half the time. Hoboken, N.J: Wiley.

Brandenburg, U.; Domschke, J.P. (2007): Die Zukunft sieht alt aus. Herausforderungen des demografischen Wandels für das Personalmanagement. Wiesbaden: Betriebswirtschaftlicher Verlag Dr. Th. Gabler / GWV Fachverlage GmbH Wiesbaden.

Britsch, F. (Hg.) (2003): Banklogistik - Lösungsansätze für interne und externe Dienstleister. Berlin: Schmidt.

Britsch, F.; Schneider, H.U. (2003): Kosten- und leistungsoptimales Umzugsmanagement für Finanzdienstleister im globalen Relocationmarkt. In: Britsch, F. (Hg.): Banklogistik - Lösungsansätze für interne und externe Dienstleister. Berlin: Schmidt, S. 121–142.

Brüggemann, J.; Brucker, U.; Eben, E.; Fleer, B. et al. (2009): Pflege und Betreuung von Menschen mit Demenz in stationären Einrichtungen. Grundsatzstellungnahme. Medizinischer Dienst des Spitzenverbandes Bund der Krankenkassen e.V. (MDS). Essen.

Brüll, H.M. (2005): Sterbebegleitung im Heim. Eine qualitative Erkundungsstudie zur Situation und zu Werteeinstellungen von Mitarbeiterinnen und Mitarbeitern in der stationären Altenhilfe. Institut für Bildung und Ethik (IBE). Weingarten. (4). Online verfügbar unter http://opus.bsz-bw.de/hsbwgt/volltexte/2005/13/pdf/Druckfassung_sterbebegleitung_im_Heim1.pdf, zuletzt geprüft am 30.07.2012.

Buck, H.; Kistler, E.; Mendius, H.G. (2002): Demographischer Wandel in der Arbeitswelt. Chancen für eine innovative Arbeitsgestaltung. Stuttgart: [Fraunhofer-IRB-Verl.] (Broschürenreihe).

Bühner, R. (2005): Personalmanagement. 3., überarb. und erw. Aufl. München: Oldenbourg.

Bug, A. (2011): Arbeitnehmerfreizügigkeit nach der Osterweiterung der Europäischen Union. Chancen und Risiken für den Arbeitsmarkt. Berlin. (WD 6 – 3010 – 001/11). Online verfügbar unter http://www.bundestag.de/dokumente/analysen/2011/arbeitnehmerfreizuegigkeit_nach_der_osterweiterung.pdf, zuletzt geprüft am 30.07.2012.

Bundesagentur für Arbeit (2011): Perspektive 2025: Fachkräfte für Deutschland. Bundesagentur für Arbeit (BA). Nürnberg.

Bundesagentur für Arbeit (2011b): Der Arbeitsmarkt in Deutschland. Arbeitsmarktberichterstattung - 2011. Gesundheits- und Pflegeberufe. Bundesagentur für Arbeit (BA). Nürnberg.

Bundesagentur für Arbeit (2011c): Arbeitsmarkt in Zahlen. Berichtsjahr 2010. Bundesagentur für Arbeit (BA). Nürnberg. (Arbeitsmarkt in Zahlen - Arbeitsgenehmigungen-EU / Zustimmungen). Online verfügbar unter http://statistik.arbeitsagentur.de/Statistikdaten/Detail/201012/iiia6/ae-aezu/aezu-d-0-pdf.pdf, zuletzt geprüft am 30.07.2012.

Bundesagentur für Arbeit (2012): Information zum Arbeitsgenehmigungsverfahren-EU für bulgarische und rumänische Staatsangehörige. Bundesagentur für Arbeit (BA). Nürnberg. Online verfügbar unter http://goo.gl/O9BbK, zuletzt geprüft am 30.07.2012.

Bundesagentur für Arbeit (2012b): Arbeitsmarkt in Zahlen. Berichtsjahr 2011. Bundesagentur für Arbeit (BA). Nürnberg. (Arbeitsmarkt in Zahlen - Arbeitsgenehmigungen-EU / Zustimmungen). Online verfügbar unter http://goo.gl/XkohX, zuletzt geprüft am 30.07.2012.

Bundesagentur für Arbeit (2012c): Pflegekräfte. Durchführungsanweisungen zur zwischenstaatlichen Arbeitsvermittlung aufgrund der Vermittlungsabsprache der BA über die Vermittlung kroatischer Arbeitnehmer und ihre Beschäftigung als Pflegekräfte. Bundesagentur für Arbeit (BA). Nürnberg. Online verfügbar unter http://www.arbeitsagentur.de/zentraler-Content/A01-Allgemein-Info/A015-Oeffentlichkeitsarbeit/Publikation/pdf/DA-Pflegekraefte.pdf, zuletzt geprüft am 30.07.2012.

Bundesamt für den Zivildienst (2009): Aufgliederung der Zivildienstplätze in Deutschland nach Tätigkeitsgruppen im Jahr 2008. Bundesamt für den Zivildienst (BAZ). Online verfügbar unter http://goo.gl/MCGga, zuletzt geprüft am 30.07.2012.

Bundesamt für den Zivildienst (2011): Gesamtzahl der Einberufungen zum Zivildienst pro Jahr von 1997 bis 2010. Bundesamt für den Zivildienst (BAZ). Online verfügbar unter http://de.statista.com/statistik/daten/studie/70600/umfrage/einberufungen-zum-zivildienst-pro-jahr/, zuletzt geprüft am 30.07.2012.

Bundesamt für den Zivildienst (2011b): Bestand an Zivildienstplätzen in Deutschland von 1999 bis 2011. Bundesamt für den Zivildienst (BAZ). Online verfügbar unter http://de.statista.com/statistik/daten/studie/70071/umfrage/zivildienstplaetze-in-deutschland/, zuletzt geprüft am 30.07.2012.

Bundesamt für Familie und zivilgesellschaftliche Aufgaben (2012): Kontingentierung im Bundesfreiwilligendienst. Bundesamt für Familie und zivilgesellschaftliche Aufgaben (BAFzA). Köln. Online verfügbar unter http://goo.gl/HHtHI, zuletzt geprüft am 30.07.2012.

Bundesinstitut für Bevölkerungsforschung (2004): Bevölkerung. Fakten - Trends - Ursachen - Erwartungen - die wichtigsten Fragen. Sonderheft der Schriftenreihe des BiB. Bundesinstitut für Bevölkerungsforschung (BiB). Wiesbaden.

Bundesministerium des Innern (2001): Zuwanderung gestalten - Integration fördern. Bericht der Unabhängigen Kommission „Zuwanderung". Bundesministerium des Innern (BMI). Berlin. Online verfügbar unter http://www.bmi.bund.de/cae/servlet/contentblob/150408/publicationFile/9074/Zuwanderung_gestalten_-_Integration_Id_7670_de.pdf, zuletzt geprüft am 30.07.2012.

Bundesministerium des Innern (2006): Bericht zur Evaluierung des Gesetzes zur Steuerung und Begrenzung der Zuwanderung und zur Regelung des Aufenthalts und der Integration von Unionsbürgern und Ausländern (Zuwanderungsgesetz). Bundesministerium des Innern (BMI). Berlin.

Bundesministerium des Innern (2011): Migration und Integration. Aufenthaltsrecht, Migrations- und Integrationspolitik in Deutschland. Bundesministerium des Innern (BMI). Berlin. Online verfügbar unter http://www.zuwanderung.de/SharedDocs/Downloads/DE/Broschueren/2011/Migration_und_Integration.pdf?__blob=publicationFile, zuletzt geprüft am 30.07.2012.

Bundesministerium des Innern (2012): Migrationsbericht. des Bundesamtes für Migration und Flüchtlinge im Auftrag der Bundesregierung. Migrationsbericht 2010. Bundesministerium des Innern (BMI). Berlin. Online verfügbar unter http://www.bamf.de/SharedDocs/Anlagen/DE/Publikationen/Migrationsberichte/migrationsbericht-2010.pdf?__blob=publicationFile, zuletzt geprüft am 30.07.2012.

Bundesministerium des Innern (2012b): Migrationsbericht 2010. Zentrale Ergebnisse. Bundesministerium des Innern (BMI). Berlin. Online verfügbar unter http://www.bamf.de/SharedDocs/Anlagen/DE/Downloads/Infothek/Forschung/Studien/migrationsbericht-2010-zentrale-ergebnisse.pdf?__blob=publicationFile, zuletzt geprüft am 30.07.2012.

Bundesministerium für Arbeit und Soziales (2011): Fachkräftesicherung. Ziele und Maßnahmen der Bundesregierung. Bundesministerium für Arbeit und Soziales (BMAS). Berlin.

Bundesministerium für Arbeit und Soziales (2012): Fragen und Antworten zur Beschäftigung ausländischer Arbeitnehmer in Deutschland. Bundesministerium für Arbeit und Soziales (BMAS). Berlin. Online verfügbar unter http://www.bmas.de/SharedDocs/Downloads/DE/faq-beschaeftigung-auslaendischer.pdf?__blob=publicationFile, zuletzt geprüft am 30.07.2012.

Bundesministerium für Arbeit und Soziales (2012b): Fachkräfteengpässe in Deutschland - Pfleger, Altenpfleger, Sozialarbeiter. Bundesministerium für Arbeit und Soziales (BMAS). Online verfügbar unter http://www.fachkraefte-offensive.de/DE/Startseite/start.html, zuletzt geprüft am 30.07.2012.

Bundesministerium für Bildung und Forschung (2012): Erläuterungen zum Anerkennungsgesetz des Bundes. Gesetz zur Verbesserung der Feststellung und Anerkennung im Ausland erworbener Berufsqualifikationen. Bundesministerium für Bildung und Forschung (BMBF). Berlin. Online verfügbar unter http://goo.gl/YSHZ9, zuletzt geprüft am 30.07.2012.

Bundesministerium für Familie, Senioren Frauen und Jugend (2008): Möglichkeiten und Grenzen selbständiger Lebensführung in stationären Einrichtungen (MuG IV) – Befunde und Empfehlungen. Bundesministerium für Familie, Senioren, Frauen und Jugend (BMFSFJ). Berlin. Online verfügbar unter http://goo.gl/gtZbO, zuletzt geprüft am 30.07.2012.

Bundesministerium für Familie, Senioren Frauen und Jugend (2010): Altenpflegegesetz. Bundesministerium für Familie, Senioren, Frauen und Jugend (BMFSFJ). Online verfügbar unter http://www.bmfsfj.de/BMFSFJ/gesetze,did=3268.html, zuletzt aktualisiert am 19.05.2010, zuletzt geprüft am 30.07.2012.

Bundesministerium für Familie, Senioren Frauen und Jugend (2010b): Der neue Bundesfreiwilligendienst. Material für die Presse. Bundesministerium für Familie, Senioren, Frauen und Jugend (BMFSFJ). Berlin. Online verfügbar unter http://sozialedienste.drk.de/wp-content/uploads/2010/11/pressemitteilung-vom-18112010.pdf, zuletzt geprüft am 30.07.2012.

Bundesministerium für Familie, Senioren Frauen und Jugend (2011): Zeit, das Richtige zu tun. Freiwillig engagiert in Deutschland – Bundesfreiwilligendienst. Freiwilliges Soziales Jahr. Freiwilliges Ökologisches Jahr. Bundesministerium für Familie, Senioren, Frauen und Jugend (BMFSFJ). Berlin.

Bundesministerium für Gesundheit (2008): Gut zu wissen - das Wichtigste zur Pflegereform 2008. Bundesministerium für Gesundheit (BMG). Berlin.

Bundesministerium für Gesundheit (2009): Bericht des Beirats zur Überprüfung des Pflegebedürftigkeitsbegriffs. Bundesministerium für Gesundheit (BMG). Berlin. Online verfügbar unter http://goo.gl/UhEtE, zuletzt geprüft am 30.07.2012.

Bundesministerium für Gesundheit (2011): Ratgeber zur Pflege. Alles, was Sie zur Pflege wissen müssen. Bundesministerium für Gesundheit (BMG). Berlin.

Bundesministerium für Gesundheit (2011b): Daten des Gesundheitswesens. 2011. Bundesministerium für Gesundheit (BMG). Berlin.

Bundesministerium für Gesundheit (2011c): Pressemitteilung. Wir kümmern uns um die Menschen - 2011 ist das Jahr der Pflege. Bundesministerium für Gesundheit (BMG). Berlin. (26).

Bundesministerium für Gesundheit (2012): Eckpunkte zur Vorbereitung des Entwurfs eines neuen Pflegeberufegesetzes. Bund-Länder-Arbeitsgruppe "Weiterentwicklung der Pflegeberufe". Berlin. Online verfügbar unter http://www.bmg.bund.de/fileadmin/dateien/Downloads/P/Pflegeberuf/20120301_Endfassung_Eckpunktepapier_Weiterentwicklung_der_Pflegeberufe.pdf, zuletzt geprüft am 30.07.2012.

Bundesministerium für Gesundheit (2012b): Zahlen und Fakten zur Pflegeversicherung (04/12). Bundesministerium für Gesundheit (BMG). Berlin. Online verfügbar unter http://www.bundesgesundheitsministerium.de/fileadmin/dateien/Downloads/Stat

istiken/Pflegeversicherung/Zahlen_und_Fakten/2012_04_Zahlen_und_Fakten_Pflegeversicherung.pdf, zuletzt geprüft am 30.07.2012.

Bundesministerium für Gesundheit (2012c): Pressemitteilung. Erstmals staatliche Förderung für die private Pflegevorsorge. Bundesministerium für Gesundheit (BMG). Berlin. Online verfügbar unter http://www.bundesgesundheitsministerium.de/fileadmin/dateien/Pressemitteilungen/2012/2012_02/120606_PM_38_Private_Pflegevorsorge.pdf, zuletzt geprüft am 30.07.2012.

Bundesministerium für Wirtschaft und Technologie (2011): Exportinitiative Gesundheitswirtschaft. Bundesministerium für Wirtschaft und Technologie (BMWi). Berlin.

Bundesrat (2012): Beschluss des Bundesrates. Vorschlag für eine Richtlinie des Europäischen Parlaments und des Rates zur Änderung der Richtlinie 2005/36/EG über die Anerkennung von Berufsqualifikationen und der Verordnung (EU) Nr. ... über die Verwaltungszusammenarbeit mithilfe des Binnenmarktinformationssystems. Bundesrat (BR). Berlin. (Drucksache 834/11). Online verfügbar unter http://goo.gl/TC3w6, zuletzt geprüft am 30.07.2012.

Bundesrat (2012b): Unterrichtung durch die Bundesregierung. Stellungnahme der Bundesregierung zu der Entschließung des Bundesrates zu dem Gesetz zur strukturellen Weiterentwicklung der Pflegeversicherung (Pflege-Weiterentwicklungsgesetz). Bundesrat. Berlin. (Drucksache 142/12). Online verfügbar unter http://goo.gl/VHCu1, zuletzt geprüft am 30.07.2012.

Bundesrat (2012c): Gesetzesbeschluss des Deutschen Bundestages. Gesetz zur Umsetzung der Hochqualifizierten-Richtlinie der Europäischen Union. Bundesrat. Berlin. (Drucksache 236/12).

Buttler, G. (1992): Der gefährdete Wohlstand. Deutschlands Wirtschaft braucht Einwanderer. Orig.-Ausg., 1. Aufl. Frankfurt am Main: Fischer Taschenbuch Verlag (Fischer-Taschenbücher Wirtschaft, 10297).

Ciesinger, K.G.; Goesmann, C.; Klatt, R. et al. (2011): Alten- und Krankenpflege im Spiegel der öffentlichen Wahrnehmung. Ergebnisse einer repräsentativen Bevölkerungsbefragung zur Wertschätzung zweier Dienstleistungsberufe. Technische Universität Dortmund. Dortmund. (Berufe im Schatten). Online verfügbar unter http://www.berufe-im-schatten.de/data/bis_tabellenband_pflege_2011.pdf, zuletzt geprüft am 30.07.2012.

Czechl, M.; Eggert, D.; Kühntopf, S.; Korb, C. (2011): Deutschland im Demografischen Wandel. Ein Vergleich mit Japan. Herausgegeben von Thusnelda Tivig und Franz Waldenberger. Universität Rostock, Ludwig-Maximilians-Universität München. Rostock.

Detterbeck, S. (2010): Basistexte Öffentliches Recht. Textausgabe mit Sachregister ; [Staatsrecht, Verwaltungsrecht, Europarecht]. 11. Aufl., Stand: 01.01.2010. München: Dt. Taschenbuch-Verl. (DtvBeck-Texte).

Deutsche Presse Agentur (2011): Vorurteile und schlechtes Image: Altenpflege braucht Nachwuchs. Berufsverband Deutscher Internisten e.V. (BDI), Deutsche Presse Agentur (dpa). Online verfügbar unter http://www.bdi.de/allgemeine-infos/aktuelle-meldungen/ansicht/article/vorurteile-und-schlechtes-image-altenpflege-braucht-nachwuchs.html, zuletzt aktualisiert am 08.08.2011, zuletzt geprüft am 30.07.2012.

Deutscher Berufsverband für Pflegeberufe e.V (2007): Arbeiten im Ausland für Pflegefachkräfte. Ein Informationspapier des Deutschen Berufsverbandes für Pflegeberufe (DBfK). Deutscher Berufsverband für Pflegeberufe e.V. (DBfK). Berlin. Online verfügbar unter http://www.dbfk.de/international/ArbeitenImAusland-Pflegefachkraefte2008-11.pdf, zuletzt geprüft am 30.07.2012.

Deutscher Berufsverband für Pflegeberufe e.V. (2010): Deutsches Netzwerk Primary Nursing mahnt zur Erhöhung der Fachkraftquote in Pflegeheimen. Deutscher Berufsverband für Pflegeberufe e.V. (DBfK). Berlin. Online verfügbar unter http://www.dbfk.de/Startseite/PN-Netzwerk/Stena-Fachkraftquote-final-2010-03-11.pdf, zuletzt geprüft am 30.07.2012.

Deutscher Berufsverband für Pflegeberufe e.V. (2010b): Standpunkte und Informationen des DBfK zum ‚Mindestlohn in der Pflege'. Deutscher Berufsverband für Pflegeberufe e.V. (DBfK). Berlin. Online verfügbar unter http://www.dbfk.de/download/download/Standpunkte-und-Informationen-zum-Mindestlohn-in-der-Pflege-2010-08-12.pdf, zuletzt geprüft am 30.07.2012.

Deutscher Berufsverband für Pflegeberufe e.V. (2010c): Definition der Pflege – International Council of Nurses ICN. Deutscher Berufsverband für Pflegeberufe e.V. (DBfK). Berlin. Online verfügbar unter http://goo.gl/K8Qnc, zuletzt geprüft am 30.07.2012.

Deutscher Berufsverband für Pflegeberufe e.V. (2011): Position des DBfK zum Bundesfreiwilligendienst. Deutscher Berufsverband für Pflegeberufe e.V. (DBfK). Berlin. Online verfügbar unter http://www.dbfk.de/download/download/dbfk-position-Freiwilligendienst-2011-01-20.pdf, zuletzt geprüft am 30.07.2012.

Deutscher Berufsverband für Pflegeberufe e.V. (2011b): Position des DBfK zur Fachkraftquote in der stationären Altenhilfe. Deutscher Berufsverband für Pflegeberufe e.V. (DBfK). Berlin. Online verfügbar unter http://goo.gl/iDxz3, zuletzt geprüft am 30.07.2012.

Deutscher Berufsverband für Pflegeberufe e.V. (2012): Stellungnahme zum Entwurf eines Gesetzes zur Neuausrichtung der Pflegeversicherung. Deutscher Berufsverband für Pflegeberufe e.V. (DBfK). Berlin.

Deutscher Bundestag (2002): Unterrichtung durch die Bundesregierung. Vierter Bericht zur Lage der älteren Generation in der Bundesrepublik Deutschland: Risiken, Lebensqualität und Versorgung Hochaltriger – unter besonderer Berücksichtigung demenzieller Erkrankungen. und Stellungnahme der Bundesregierung. 14. Wahlperiode. Deutscher Bundestag (DBT). Berlin. (Drucksache 14/8822).

Deutscher Bundestag (2004): Unterrichtung durch die Bundesregierung. Dritter Bericht über die Entwicklung der Pflegeversicherung. 15. Wahlperiode. Deutscher Bundestag (DBT). Berlin. (Drucksache 15/4125).

Deutscher Bundestag (2007): Gesetzentwurf der Bundesregierung. Entwurf eines Gesetzes zur strukturellen Weiterentwicklung der Pflegeversicherung (Pflege-Weiterentwicklungsgesetz). Deutscher Bundestag (DBT). Berlin. (Drucksache 16/7439). Online verfügbar unter http://dip21.bundestag.de/dip21/btd/16/074/1607439.pdf, zuletzt geprüft am 30.07.2012.

Deutscher Bundestag (2012): Antwort der Bundesregierung. auf die Kleine Anfrage der Abgeordneten Dr. Barbara Höll, Harald Koch, Richard Pitterle, Dr. Axel Troost und der Fraktion DIE LINKE. Deutscher Bundestag (DBT). Berlin. (Drucksache 17/9247). Online verfügbar unter http://dipbt.bundestag.de/dip21/btd/17/092/1709247.pdf, zuletzt geprüft am 30.07.2012.

Deutscher Bundestag (2012b): Gesetzentwurf der Bundesregierung. Entwurf eines Gesetzes zur Neuausrichtung der Pflegeversicherung (Pflege-Neuausrichtungs-Gesetz – PNG). Deutscher Bundestag (DBT). Berlin. (Drucksache 17/9369). Online verfügbar unter http://dipbt.bundestag.de/dip21/btd/17/093/1709369.pdf, zuletzt geprüft am 30.07.2012.

Deutscher Bundestag (2012c): Gesetzentwurf der Bundesregierung. Entwurf eines Gesetzes zur Umsetzung der Hochqualifizierten-Richtlinie der Europäischen Union. Deutscher Bundestag (DBT). Berlin. (Drucksache 17/8682). Online verfügbar unter http://dipbt.bundestag.de/dip21/btd/17/086/1708682.pdf, zuletzt geprüft am 30.07.2012.

Deutscher Bundestag (2012d): Antwort der Bundesregierung. auf die Kleine Anfrage der Abgeordneten Harald Koch, Diana Golze, Heidrun Dittrich, weiterer Abgeordneter und der Fraktion DIE LINKE. Deutscher Bundestag (DBT). Berlin. (Drucksache 17/9123). Online verfügbar unter http://dipbt.bundestag.de/dip21/btd/17/095/1709548.pdf, zuletzt geprüft am 30.07.2012.

Deutscher Bundestag (2012e): Beschlussempfehlung und Bericht des Innenausschusses (4. Ausschuss). Deutscher Bundestag (DBT). Berlin. (Drucksache 17/9436). Online verfügbar unter http://dipbt.bundestag.de/dip21/btd/17/094/1709436.pdf, zuletzt geprüft am 30.07.2012.

Deutscher Bundestag (2012f): Bericht. des Ausschusses für Gesundheit (14. Ausschuss). Deutscher Bundestag (DBT). Berlin. (Drucksache 17/10170). Online verfügbar unter http://dip21.bundestag.de/dip21/btd/17/101/1710170.pdf, zuletzt geprüft am 30.07.2012.

Deutscher Gewerkschaftsbund (2012): 'Pflege-Bahr' zeigt Versagen auf ganzer Linie. Deutscher Gewerkschaftsbund (DGB). Online verfügbar unter http://goo.gl/X18J2, zuletzt aktualisiert am 06.06.2012, zuletzt geprüft am 30.07.2012.

Deutscher Industrie- und Handelskammertag e.V. (2012): AHK in Zahlen. Deutscher Industrie- und Handelskammertag (DIHK) e.V. Online verfügbar unter http://ahk.de/ueber-ahk/ahk-in-zahlen/, zuletzt geprüft am 30.07.2012.

Deutscher Verein (2012): Empfehlungen des Deutschen Vereins zur Fachkräftegewinnung in der Altenpflege. Deutscher Verein für öffentliche und private Fürsorge e.V. Berlin.

Deutsches Institut für Medizinische Dokumentation und Information (2012): ICD-10-GM Version 2012. Kapitel V Psychische und Verhaltensstörungen (F00-F99). Organische, einschließlich symptomatischer psychischer Störungen (F00-F09). Deutsches Institut für Medizinische Dokumentation und Information (DIMDI). Online verfügbar unter http://goo.gl/pFBk3, zuletzt geprüft am 30.07.2012.

DIE ZEIT (1982): Das Programm für den Wechsel. In: DIE ZEIT, Ausgabe 40, 01.10.1982, S. 8. Online verfügbar unter http://pdfarchiv.zeit.de/1982/40/das-programm-fuer-den-wechsel.pdf, zuletzt geprüft am 30.07.2012.

Düvell, F. (2006): Europäische und internationale Migration. Einführung in historische, soziologische und politische Analysen. Hamburg: Lit-Verl. (Europäisierung, 5).

Dumeier, K. (2012): Reform der Pflegeversicherung - Fachkräfte in der Pflege. In: Bettig, U.; Frommelt, M.; Schmidt, R. (Hg.): Fachkräftemangel in der Pflege. Konzepte, Strategien, Lösungen. Heidelberg: Medhochzwei-Verl. (Gesundheitswesen in der Praxis), S. 33–44.

Drucker, P.F. (1997): The Future That Has Already Happened. In: Harvard Business Review, Nr. 9/1997, S. 20-24.

Engelen-Kefer, U. (2012): Humanisierung der Arbeit in der Pflege. In: Bettig, U.; Frommelt, M.; Schmidt, R. (Hg.): Fachkräftemangel in der Pflege. Konzepte, Strategien, Lösungen. Heidelberg: Medhochzwei-Verl. (Gesundheitswesen in der Praxis), S. 65–78.

Entzian, H. (1999): Pflegewissenschaft und Lebensweltorientierung. In: Klie, T.; Schmidt, R. (Hg.): Die neue Pflege alter Menschen. [Sicherung der Pflege, Pflegeökonomie, Lebensweltorientierung, Unterstützungsmanagement, Reform des

Gesundheitswesens, Pflege im sozialen Wandel, Pflegewissenschaft]. 1. Aufl. Bern: Huber (Angewandte Alterskunde, 15), S. 93–120.

Erdmann, Y. (2005): Der Pflegeführer - ambulant. [alle Rechte und Wahlmöglichkeiten ausführlich erläutert ; mit dem neuen Sozialhilferecht ; Kriterien für die Auswahl eines ambulanten Pflegedienstes]. Norderstedt: Books on Demand GmbH.

Estryn-Behar, M.; Le Nézet, O.; Laine, M. et al. (2005): Körperliche Belastungen bei Pflegepersonal. In: Hasselhorn, H.M. (Hg.): Berufsausstieg bei Pflegepersonal. Arbeitsbedingungen und beabsichtigter Berufsausstieg bei Pflegepersonal in Deutschland und Europa. Dortmund: Wirtschaftsverl. NW Verl. für Neue Wiss.; Bundesanstalt für Arbeitsschutz und Arbeitsmedizin (Schriftenreihe der Bundesanstalt für Arbeitsschutz und Arbeitsmedizin, Übersetzung, 15), S. 101–108.

EURES (2012): Zahl der freier Stellen pro Land heute. (Stand: 17.07.2012). Online verfügbar unter http://ec.europa.eu/eures/myEures/public/statisticsAction.do?method=viewJobVacancies&to=P.JV, zuletzt aktualisiert am 30.07.2012, zuletzt geprüft am 30.07.2012.

EURES (2012b): Statistik - 17/07/2012. (Stand: 17.07.2012). Online verfügbar unter http://ec.europa.eu/eures/myEures/public/statisticsAction.do?method=init&to=P.S, zuletzt aktualisiert am 30.07.2012, zuletzt geprüft am 30.07.2012.

EUR-Lex (2012): Online statistics. Number of acts adopted in the year. EUR-Lex. Online verfügbar unter http://eur-lex.europa.eu/Stats.do?context=legislative&date=2011, zuletzt geprüft am 30.07.2012.

Europäische Kommission (2011): Vorschlag für Richtlinie des Europäischen Parlaments und des Rates zur Änderung der Richtlinie 2005/36/EG über die Anerkennung von Berufsqualifikationen und der Verordnung über die Verwaltungszusammenarbeit mithilfe des Binnenmarktinformationssystems. Europäische Kommission (KOM). Brüssel. (883 endgültig).

Europäische Kommission (2012): European Job Mobility Bulletin. Europäische Kommission (KOM). Brüssel. (no.6). Online verfügbar unter http://ec.europa.eu/social/BlobServlet?docId=7696&langId=en, zuletzt geprüft am 30.07.2012.

Faßmann, H. (2007): Binnenmigration. Berlin-Institut für Bevölkerung und Entwicklung. Berlin. Online verfügbar unter http://goo.gl/87dsu, zuletzt geprüft am 30.07.2012.

Fenchel, V. (2012): Demografische Aspekte des Fachkräftemangels. In: Bettig, U.; Frommelt, M.; Schmidt, R. (Hg.): Fachkräftemangel in der Pflege. Konzepte, Strategien, Lösungen. Heidelberg: Medhochzwei-Verl. (Gesundheitswesen in der Praxis), S. 3–17.

Fischer, M.; Meyer, S. (Hg.) (2010): Gesundheit und Wirtschaftswachstum. Recht, Ökonomie und Ethik als Innovationsmotoren für die Medizin. Berlin, Heidelberg: Springer-Verlag Berlin Heidelberg (Gesundheit und Medizin im interdisziplinären Diskurs).

Fischer, U. (2010): "Der Bäcker backt, der Maler malt, der Pfleger ...". - Soziologische Überlegungen zum Zusammenhang von Professionalität und Wertschätzung in der Kranken- und Altenpflege. In: Arbeit, Jg. 19, S. 239–252.

Freiling, T. (Hg.) (2011): Zukunftsfähig im demografischen Wandel. Herausforderung für die Pflegewirtschaft. 1. Aufl. s.l.: Bertelsmann W. Verlag.

Freiling, T. (2011): Demografiebedingte Herausforderungen in der Pflege nachhaltig bewältigen. Skizzierung des weiteren Forschungs- und Entwicklungsbedarfs. In: Freiling, T. (Hg.): Zukunftsfähig im demografischen Wandel. Herausforderung für die Pflegewirtschaft. 1. Aufl. s.l.: Bertelsmann W. Verlag, S. 147–157.

Freiling, T. (2011b): Demografische Entwicklungstrends und Auswirkungen auf die Pflegewirtschaft. In: Freiling, T. (Hg.): Zukunftsfähig im demografischen Wandel. Herausforderung für die Pflegewirtschaft. 1. Aufl. s.l.: Bertelsmann W. Verlag, S. 9–26.

Fuchs, M.; Bieback, K.J. (Hg.) (2010): Europäisches Sozialrecht. 5. Aufl. Baden-Baden: Nomos-Verl.-Ges. [u.a.] (NomosKommentar).

Fuchs, M. (2010): Einführung. Europäisches Sozialrecht – eine Begriffsbestimmung. In: Fuchs, M.; Bieback, K.J. (Hg.): Europäisches Sozialrecht. 5. Aufl. Baden-Baden: Nomos-Verl.-Ges. [u.a.] (NomosKommentar), S. 28–29.

Gauger, J. (2000): Commitment-Management in Unternehmen. Am Beispiel des mittleren Managements. 1. Aufl. Herausgegeben von M.J. Ringlstetter. Wiesbaden: Deutscher Universitäts-Verlag.

Gehrz, A. (2011): Neue Pflegeausbildung? Vom Spezialisten zum Generalisten. Veranstaltung vom 2011, aus der Reihe "11. DEVAP-Bundeskongress". Berlin. Veranstalter: Deutscher Evangelischer Verband für Altenarbeit und Pflege e.V. (DEVAP). Online verfügbar unter http://www.devap.info/fileadmin/user_upload/dateien/nachlese/forenreihe%203/III_2_NEUE_Pflegeausbildung_Gehrz.pdf, zuletzt geprüft am 30.07.2012.

Gelderman, B. (2011): Methoden und Instrumente einer demografiefesten Personalpolitik in der Pflege. In: Freiling, T. (Hg.): Zukunftsfähig im demografischen Wandel. Herausforderung für die Pflegewirtschaft. 1. Aufl. s.l.: Bertelsmann W. Verlag, S. 57–74.

Gieseke, S. (2012): Uni-Abschluss für Altenpfleger. Ärzte Zeitung online. Online verfügbar unter http://www.aerztezeitung.de/news/article/818100/uni-abschluss-altenpfleger.html, zuletzt aktualisiert am 16.07.2012, zuletzt geprüft am 30.07.2012.

Gohde, J. (2012): Symposium Pflegebedürftigkeitsbegriff. Veranstaltung vom 23.03.2012, aus der Reihe "Reform der Pflegeversicherung -praktische und rechtliche Herausforderung". Frankfurt am Main. Online verfügbar unter http://www.jura.uni-frankfurt.de/ineges/Veranstaltungen/vergangene/gohde.pdf, zuletzt geprüft am 30.07.2012.

Gohde, J.; Udsching, P. et al. (2009): Umsetzungsbericht des Beirats zur Überprüfung des Pflegebedürftigkeitsbegriffs. 1. Aufl. Bundesministerium für Gesundheit (BMG). Berlin.

Graß, H.; Walentich, G.; Rothschild, M. A.; Ritz-Timme, S. (2007): Gewalt gegen alte Menschen in Pflegesituationen. Phänomenologie, Epidemiologie und Präventionsstrategien. In: Rechtsmedizin, H. 6, S. 367–371. Online verfügbar unter http://www.springerlink.com/content/43t7425062417661/fulltext.pdf?MUD=MP, zuerst veröffentlicht: 10.08.2007, zuletzt geprüft am 30.07.2012.

Gröning, W.; Kromark, K.; Conrad, N. (2012): Älter werden im Pflegeberuf. Berufsgenossenschaft für Gesundheitsdienst und Wohlfahrtspflege (BGW). Hamburg.

Gutzmann, H.; Brauer, T. (2007): Sprache und Demenz. Diagnose und Therapie aus psychiatrischer und logopädischer Sicht. 1. Aufl. Idstein: Schulz-Kirchner (Das Gesundheitsforum).

Haase, M.; Jugl, J.C. (2007): Arbeitsmigration. Bundeszentrale für politische Bildung (bpb). Online verfügbar unter http://www.bpb.de/gesellschaft/migration/dossier-migration/56542/arbeitsmigration?p=all, zuletzt aktualisiert am 05.11.2007, zuletzt geprüft am 30.07.2012.

Haberkern, K. (2009): Pflege in Europa. Familie und Wohlfahrtsstaat. 1. Aufl. Wiesbaden: VS Verlag für Sozialwissenschaften / GWV Fachverlage GmbH Wiesbaden.

Hackmann, T. (2009): Arbeitsmarkt Pflege: Bestimmung der künftigen Altenpflegekräfte unter Berücksichtigung der Berufsverweildauer. Albert-Ludwigs-Universität Freiburg. Freiburg. (40).

Häcker, J. (2008): Die soziale Pflegeversicherung. Eine Generationenbilanz. Univ., Diss.--Freiburg (Breisgau), 2007. Frankfurt am Main: Lang (Sozialökonomische Schriften, 33).

Han, P. (2005): Soziologie der Migration. Erklärungsmodelle, Fakten, politische Konsequenzen, Perspektiven ; 17 Tabellen und 9 Übersichten. 2., überarb. und erw. Aufl. Stuttgart: Lucius & Lucius (UTBSoziologie, Politik, Wirtschaftswissenschaften, 2118).

Hasselhorn, H.M. (Hg.) (2005): Berufsausstieg bei Pflegepersonal. Arbeitsbedingungen und beabsichtigter Berufsausstieg bei Pflegepersonal in Deutschland und Europa. Dortmund: Wirtschaftsverl. NW Verl. für Neue Wiss.; Bundesanstalt für Arbeitsschutz und Arbeitsmedizin (Schriftenreihe der Bundesanstalt für Arbeitsschutz und Arbeitsmedizin, Übersetzung, 15).

Hellriegel, C. (2006): Schutzklauseln und Übergangsfristen im Vertrag über den EU-Beitritt von Bulgarien und Rumänien. Wissenschaftliche Dienste des Deutschen Bundestages. Berlin. (Nr. 45/06). Online verfügbar unter http://www.bundestag.de/dokumente/analysen/2006/Schutzklauseln_und_Uebergangsfristen_im_Vertrag_ueber_den_EU-Beitritt_von_Bulgarien_und_Rumaenien.pdf, zuletzt geprüft am 30.07.2012.

Henke, K.; Troppens, S.; Braeseke, G.; Dreher, B. (2011): Innovationsimpulse der Gesundheitswirtschaft – Auswirkungen auf Krankheitskosten, Wettbewerbsfähigkeit und Beschäftigung. Ergebnisse des gleichnamigen Forschungsprojektes im Auftrag des Bundesministeriums für Wirtschaft und Technologie. Bundesministerium für Wirtschaft und Technologie. Berlin.

Henseke, G.; Kühntopf, S.; Korb, C. (2011): Deutschland im Demografischen Wandel. Ein Vergleich mit Japan. Herausgegeben von Thusnelda Tivig und Franz Waldenberger. Universität Rostock, Ludwig-Maximilians-Universität München. Rostock.

Hentze, J.; Kammel, A. (2001): Personalwirtschaftslehre 1. 7. Aufl. Weinheim: Beltz u.a. (Uni-Taschenbücher, 649).

Hermle, J. (2011): Junge Fachkräfte aus Spanien? Auslandshandelskammern vermitteln Personal - Oft fehlt die praktische Ausbildung - Informationstag der IHK. Industrie- und Handelskammer Schwarzwald-Baar-Heuberg. Online verfügbar unter http://goo.gl/smgsv, zuletzt aktualisiert am 19.12.2011, zuletzt geprüft am 30.07.2012.

Heyse, V.; Erpenbeck, J. (Hg.) (2008): Kompetenzmanagement in der Praxis. Münster: Waxmann (3).

Höpflinger, F. (2011): Demographische Alterung - Trends und Perspektiven. Online verfügbar unter http://www.hoepflinger.com/fhtop/Demografische-Alterung.pdf, zuletzt geprüft am 30.07.2012.

International Council of Nurses (2010): Definition of Nursing. International Council of Nurses (ICN). Online verfügbar unter http://www.icn.ch/about-icn/icn-definition-of-nursing/, zuletzt aktualisiert am 12.04.2010, zuletzt geprüft am 30.07.2012.

Ipsos (2011): Bundesfreiwilligendienst: wenig bekannt, Deutsche fühlen sich nicht ausreichend informiert. Ipsos GmbH. Hamburg. Online verfügbar unter http://knowledgecenter.ipsos.de/downloads/KnowledgeCenter/67F6B1C4-CC4A-4636-A948-1860CB7A00B1/PI-Bundesfreiwilligendienst-1_Mai2011.pdf, zuletzt geprüft am 30.07.2012.

Jonas, R. (2009): Erfolg durch praxisnahe Personalarbeit. Grundlagen und Anwendungen für Mitarbeiter im Personalwesen. 2., aktualisierte Aufl. Renningen: expert Verl. (Kontakt & Studium, 556).

Kellner, A. (2011): Von Selbstlosigkeit zur Selbstsorge. Eine Genealogie der Pflege. Berlin: Lit (Pflege und Gesundheit, Bd. 4).

Kleinlein, A. (2012): Gigantische Verschwendung von Steuergeldern durch staatlich geförderte Pflegeversicherung. Bund der Versicherten e. V. Online verfügbar unter http://www.bundderversicherten.de/news/773/Gigantische-Verschwendung-von-Steuergeldern-durch-staatlich-gefoerderte-Pflegeversicherung-, zuletzt aktualisiert am 07.06.2012, zuletzt geprüft am 30.07.2012.

Klenk, M. (2012): Gehaltsrechner für den Öffentlichen Dienst. Entgeltgruppe E 7a, Stufe 1 im Bereich, Tabelle 01.03.2012 - 31.12.2012. Online verfügbar unter http://goo.gl/0NTSL, zuletzt geprüft am 30.07.2012.

Klie, T.; Schmidt, R. (Hg.) (1999): Die neue Pflege alter Menschen. [Sicherung der Pflege, Pflegeökonomie, Lebensweltorientierung, Unterstützungsmanagement, Reform des Gesundheitswesens, Pflege im sozialen Wandel, Pflegewissenschaft]. 1. Aufl. Bern: Huber (Angewandte Alterskunde, 15).

Klie, T. (1999): Pflege im Sozialen Wandel. In: Klie, T.; Schmidt, R. (Hg.): Die neue Pflege alter Menschen. [Sicherung der Pflege, Pflegeökonomie, Lebensweltorientierung, Unterstützungsmanagement, Reform des Gesundheitswesens, Pflege im sozialen Wandel, Pflegewissenschaft]. 1. Aufl. Bern: Huber (Angewandte Alterskunde, 15), S. 187–204.

Klie, T. (1999b): Sicherung der Pflege und Pflegeversicherung. In: Klie, T.; Schmidt, R. (Hg.): Die neue Pflege alter Menschen. [Sicherung der Pflege, Pflegeökonomie, Lebensweltorientierung, Unterstützungsmanagement, Reform des Gesundheitswesens, Pflege im sozialen Wandel, Pflegewissenschaft]. 1. Aufl. Bern: Huber (Angewandte Alterskunde, 15), S. 11–31.

Klie, T. (2012): Kompetenzprofile professioneller Pflege alter Menschen. In: Bettig, U.; Frommelt, M.; Schmidt, R. (Hg.): Fachkräftemangel in der Pflege. Konzepte, Strategien, Lösungen. Heidelberg: Medhochzwei-Verl. (Gesundheitswesen in der Praxis), S. 127–149.

Klimecki, R.; Gmür, M. (2005): Personalmanagement. Strategien, Erfolgsbeiträge, Entwicklungsperspektiven. 3., erw. Aufl. Stuttgart: Lucius & Lucius (Grundwissen der ÖkonomikBetriebswirtschaftslehre, 2025).

Klinkmann, H. (2006): Ergebnisbericht „Nationale Branchenkonferenz Gesundheitswirtschaft 2005". 7./8.12.05 Rostock-Warnemünde. Kuratorium Gesundheitswirtschaft Mecklenburg-Vorpommern. Rostock. Online verfügbar unter http://www.gw.bcv.org/hosting/bcv/website.nsf/urlnames/gw_rbbconference/$file/Bericht_BK_05.pdf, zuletzt geprüft am 30.07.2012.

KN-online (2012): Junge Spanier sollen Pflegenot lindern. Kieler Nachrichten online. Online verfügbar unter http://www.kn-online.de/Schleswig-Holstein/Aus-dem-Land/Junge-Spanier-sollen-Pflegenot-lindern, zuletzt aktualisiert am 13.04.2012, zuletzt geprüft am 30.07.2012.

Knoch, T.; Pachmann, B.; Bayer, G.; Bickel, T. et al. (2010): Die praktische Altenpflegeausbildung. Ein Handbuch des Servicenetzwerkes Altenpflegeausbildung für ambulante und stationäre Pflegeeinrichtungen. Bundesministerium für Familie, Senioren, Frauen und Jugend (BMFSFJ). Berlin.

Köther, I. (2007): Thiemes Altenpflege. 145 Tabellen ; [inklusive DVD mit 58 Filmen]. 2., aktualisierte Aufl. Stuttgart: Thieme (Altenpflege professionell).

Kolb, H. (2005): Die deutsche "Green Card". Bundeszentrale für politische Bildung (bpb). Bonn. (focus MIGRATION, 3). Online verfügbar unter http://www.bpb.de/system/files/pdf/FT895A.pdf, zuletzt geprüft am 30.07.2012.

Kreyenfeld, M. (2011): Mehr Geburten in Deutschland: 1,6 Kinder pro Frau. Geburten in Deutschland. Max-Planck-Institut für demografische Forschung (MPIDR). München. Online verfügbar unter http://www.mpg.de/4409714/steigende_geburtenrate_in_deutschland?filter_order=L, zuletzt geprüft am 30.07.2012.

Kromark, K.; Ostendorf, P. (2011): Arbeitsanforderungen im Pflegeberuf. Ergebnisse empirischer Studien im Überblick. In: Freiling, T. (Hg.): Zukunftsfähig im demografischen Wandel. Herausforderung für die Pflegewirtschaft. 1. Aufl. s.l.: Bertelsmann W. Verlag, S. 27–36.

Kühn, C.; Heumer, M. (2010): Die Entstehung und Entwicklung der Altenpflegeausbildung: Historische Rekonstruktion des Zeitraums 1950 bis 1994 in Nordrhein-Westfalen. 1. Aufl. s.l.: Diplomica Verlag GmbH.

Kühn, G.; Mielke, T. (Hg.) (2012): Deutsch als Fremdsprache in der Arbeits- und Berufswelt. Eine kommentierte Bibliografie berufsbezogener Lehr- und Lernmaterialien. 1. Aufl. s.l.: Bertelsmann W. Verlag.

Kühn, G. (2012): Einleitung. Die deutsche Sprache als gesellschaftlicher Integrationsfaktor. In: Kühn, G.; Mielke, T. (Hg.): Deutsch als Fremdsprache in der Arbeits- und Berufswelt. Eine kommentierte Bibliografie berufsbezogener Lehr- und Lernmaterialien. 1. Aufl. s.l.: Bertelsmann W. Verlag, S. 7–18.

Küsgens, I. (2005): Krankheitsbedingte Fehlzeiten in Altenpflegeberufen. In: Badura, B.; Schellschmidt, H.; Vetter, C. (Hg.): Gesundheitsmanagement in Krankenhäusern und Pflegeeinrichtungen. Zahlen, Daten, Analysen aus allen Branchen der Wirtschaft. Berlin: Springer (Fehlzeiten-Report, 2004), S. 203–219.

Lampert, H.; Althammer, J. (2004): Lehrbuch der Sozialpolitik. 7, überarb. und vollst. aktualisierte Aufl. Berlin, Heidelberg: Springer (Springer-Lehrbuch).

Landesärztekammer Hessen (2012): Ausreichende Deutschkenntnisse von Ärztinnen und Ärzten sind ein Gebot der Patientensicherheit. Landesärztekammer Hessen. Online verfügbar unter http://ww4.laekh.de/presse/pressemitteilungen/aktuelle-pms/presse_2012_03_27_deutschkenntnisse.html, zuletzt aktualisiert am 27.03.2012, zuletzt geprüft am 30.07.2012.

Leonenko, A. (2012): Allgemeine Projektinformationen. Berlin. Online verfügbar unter http://deutsch.info/presse/PM_5612_Europa_lernt_Deutsch.pdf, zuletzt geprüft am 30.07.2012.

Liebig, T. (2012): Internationaler Migrationsausblick 2012. Pressebriefing im OECD Berlin Centre. Organisation für wirtschaftliche Zusammenarbeit und Entwicklung (OECD). Berlin. Online verfügbar unter http://www.oecd.org/dataoecd/52/15/50659687.pdf, zuletzt geprüft am 30.07.2012.

Lukowski, A. (2011): Zugang für ausländische Fachkräfte am Beispiel der neuen Regelungen für die Beschäftigung von Pflegekräften aus Polen. AOK Nordost – Die Gesundheitskasse. Frankfurt (Oder). Online verfügbar unter http://www.konsument-info.eu/de/images/stories/Pflegekraefte/aok.pdf, zuletzt geprüft am 30.07.2012.

Marburger Bund (2012): Beschlüsse. 121. Hauptversammlung. Beschluss Nr. 8 Sprachkenntnisse verbessern. Marburger Bund - Verband der Angestellten und beamteten Ärztinnen und Ärzte Deutschlands e.V. Nürnberg. Online verfügbar unter http://www.marburger-bund.de/ueber-uns/hauptversammlungen/beschluesse/MB-HV_121-2012_Beschluesse.pdf, zuletzt geprüft am 30.07.2012.

Martini, A. (28.03.2012): NDR Interview mit Daniel Bahr zur Pflege. Interview mit Daniel Bahr. Am 28.03.2012 in Hamburg aufgezeichnet.

Medizinischer Dienst des Spitzenverbandes Bund der Krankenkassen e.V. (2012): 3. Bericht des MDS nach § 114a Abs. 6 SGB XI. Qualität in der ambulanten und stationären Pflege. Unter Mitarbeit von Jürgen Brüggemann, Ulrike Becher und Elise Coners et al. Medizinischer Dienst des Spitzenverbandes Bund der Krankenkassen e.V. (MDS). Essen.

Meier, J.; Esche, A. (2006): Wir brauchen Perspektiven für die nächste Generation. Ein Panorama des demographischen Wandels in Deutschland. In: forum, H. 1, S. 4–5. Online verfügbar unter http://goo.gl/9Ikj4, zuletzt geprüft am 30.07.2012.

Menche, N. (2011): Pflege heute. Lehrbuch für Pflegeberufe. 5., vollst. überarb. Aufl. München: Elsevier Urban & Fischer.

Meyer, J.P.; Allen, N.J. (1984): Testing the „Side-Bet Theory" of Organizational Commitment: Some Methodological Considerations. In: Journal of Applied Psychology, Vol. 69 Nr. 3/1984, S. 372-378.

Meyer, J.P.; Allen, N.J. (1991): A Three Component Conceptualization of Organizational Commitment. In: Human Resource Management Review, Vol. 1 Nr. 1/1991, S. 61-89.

Meyer, J.P.; Allen, N.J. (1997): Commitment in the Workplace. Theory, Research and Application. Thousand Oaks: Sage Publications.

Michaels, E.; Handfield-Jones, H.; Axelrod, B. (2001): The war for talent. Boston, Mass.: Harvard Business School Press.

Moser, K. (1996): Commitment in Organisationen. 1. Aufl. Bern: Hans Huber Verlag.

Mücher, C. (2012): Jahrbuch 2011/2012. Goethe-Institut e.V. München. Online verfügbar unter http://www.goethe.de/uun/pro/jb12/jahrbuch_2012.pdf, zuletzt geprüft am 30.07.2012.

Müller, H. (2008): Arbeitsorganisation in der Altenpflege: Ein Beitrag zur Qualitätsentwicklung und Qualitätssicherung. 3. Aufl. s.l.: Schlütersche.

Münz, R. (2009): Internationale Migration. Berlin-Institut für Bevölkerung und Entwicklung. Berlin. Online verfügbar unter http://goo.gl/znFhV, zuletzt geprüft am 30.07.2012.

Neitz, M. (2006): Wohnen wir noch oder leben wir schon? Prognose und Realität der gesellschaftlichen und demografischen Entwicklung in Deutschland. InWIS Forschung & Beratung. Bochum.

Niebuhr, M. (2010): Interviews mit Demenzkranken. Wünsche, Bedürfnisse und Erwartungen aus Sicht der Betroffenen ; eine qualitative Untersuchung zur subjektiven Lebensqualität von Demenzkranken. 2., unveränd. Aufl. Köln: Kuratorium Dt. Altershilfe.

Oechsler, W.A. (2006): Personal und Arbeit. Grundlagen des Human Resource Management und der Arbeitgeber-Arbeitnehmer-Beziehungen. 8., grundlegend überarb. Aufl. München: Oldenbourg (Oldenbourgs Lehr- und Handbücher der Wirtschafts- und Sozialwissenschaften).

Oldenburger, J. (2010): Pflegekräfte mit Migrationshintergrund im interkulturellen Team als Ressource für eine erfolgreiche kultursensible Altenpflege. 1. Aufl. s.l.: Diplomica Verlag GmbH.

Organisation für wirtschaftliche Zusammenarbeit und Entwicklung (2012): Internationaler Migrationsausblick 2012. Zusammenfassung in Deutsch. Organisation für wirtschaftliche Zusammenarbeit und Entwicklung (OECD). Paris, Berlin. Online verfügbar unter http://www.oecd.org/dataoecd/29/2/50652154.pdf, zuletzt geprüft am 30.07.2012.

Organisation für wirtschaftliche Zusammenarbeit und Entwicklung (2012b): OECD Migrationsausblick 2012. Organisation für wirtschaftliche Zusammenarbeit und Entwicklung (OECD). Online verfügbar unter http://www.oecd.org/dataoecd/52/30/50658497.xlsx, zuletzt geprüft am 30.07.2012.

Ostendorf, P.; Kromark, K. (2011): Erfolgsfaktoren erfolgreicher und nachhaltiger Veränderungsprozesse zum demografischen Wandel. Handlungsoptionen für Pflegeeinrichtungen. In: Freiling, T. (Hg.): Zukunftsfähig im demografischen Wandel. Herausforderung für die Pflegewirtschaft. 1. Aufl. s.l.: Bertelsmann W. Verlag, S. 171–182.

Ostwald, D.; Ehrhard, T.; Bruntsch, F.; Schmidt, H.; Friedl, C. (2010): Fachkräftemangel. Stationärer und ambulanter Bereich bis zum Jahr 2030. PricewaterhouseCoopers AG. Frankfurt am Main.

Pattloch, D. (2010): Pflegebedürftigkeitsfreie Lebenserwartung in Deutschland. Ein Beitrag zur Debatte um die Kompression von Morbidität. Universität Bielefeld. Bielefeld. Online verfügbar unter http://goo.gl/FHCT2, zuletzt geprüft am 30.07.2012.

Pausder, M. (2012): 5 Euro Zuschuss lösen keine Pflegeprobleme. Sozialverband VdK Deutschland. Online verfügbar unter http://vdk.de/cgi-bin/cms.cgi?ID=de27637&SID=v72Ez6aSegToATNwF1XrZfh2pZTH68, zuletzt aktualisiert am 05.06.2012, zuletzt geprüft am 30.07.2012.

Persitzky, C. (2011): Problemlos in die neue Heimat. Starthilfe für Arbeitsauswanderer: Beim Umzug in die fremde bieten Relocation-Agenturen umfassenden Service. Berliner Zeitung. Berlin. Online verfügbar unter http://www.rsb-relocation.de/wp-content/uploads/2011/03/Problemlos-in-die-neue-Heimat.pdf, zuletzt geprüft am 30.07.2012.

Pfaff, H. (2011): Pflegestatistik 2009. Pflege im Rahmen der Pflegeversicherung Deutschlandergebnisse. Statistisches Bundesamt (StatBA). Wiesbaden.

Pfeiffer, I.; Kaiser, S. (2009): Auswirkungen von demographischen Entwicklungen auf die berufliche Ausbildung. Bundesministerium für Bildung und Forschung (BMBF). Berlin, Bonn.

Pflugbeil, S. (2005): Auswirkungen der internationalen Migration auf die Bundesrepublik Deutschland. Theoretische und empirische Analysen vor dem Hintergrund der EU-Osterweiterung. Wirtschaftswissenschaftliche Fakultät der Universität Regensburg. Regensburg. Online verfügbar unter http://goo.gl/17u92, zuletzt geprüft am 30.07.2012.

Pohl, C. (2007): EU-Osterweiterung und Arbeitnehmerfreizügigkeit: Erfahrungen aus Großbritannien und Implikationen für Deutschland. In: ifo Dresden berichtet, Jg. 14, H. 5, S. 38–44. Online verfügbar unter http://goo.gl/rmuI5, zuletzt geprüft am 30.07.2012.

Presse- und Informationsamt der Bundesregierung (2011): Arbeitserlaubnis für Rumänen und Bulgaren bis 2013. Presse- und Informationsamt der Bundesregierung. Online verfügbar unter http://www.bundesregierung.de/Content/DE/Artikel/2011/12/2011-12-07-arbeitnehmer-freizuegigkeit-weiter-beschraenkt-fuer-rum-und-bul.html, zuletzt aktualisiert am 07.12.2011, zuletzt geprüft am 30.07.2012.

Ranscht, A.; Ostwald, D. (2010): Die Gesundheitswirtschaft - ein Wachstums- und Beschäftigungstreiber? In: Fischer, M.; Meyer, S. (Hg.): Gesundheit und Wirtschaftswachstum. Recht, Ökonomie und Ethik als Innovationsmotoren für die Medizin. Berlin, Heidelberg: Springer-Verlag Berlin Heidelberg (Gesundheit und Medizin im interdisziplinären Diskurs), S. 31–47.

Rat der Europäischen Union (2011): Gesetzgebungsakte und andere Rechtsinstrumente. Beitrittsvertrag: Vertrag über den Beitritt der Republik Kroatien. Rat der Europäischen Union. Brüssel. (14409/11). Online verfügbar unter http://register.consilium.europa.eu/pdf/de/11/st14/st14409.de11.pdf, zuletzt geprüft am 30.07.2012.

Regierungskoalition (2009): Wachstum. Bildung. Zusammenhalt. Der Koalitionsvertrag zwischen CDU, CSU und FDP. Regierungskoalition. Berlin. (17. Legislaturperiode). Online verfügbar unter http://www.cdu.de/doc/pdfc/091026-koalitionsvertrag-cducsu-fdp.pdf, zuletzt geprüft am 30.07.2012.

Reibnitz, C. (2009): Case Management: praktisch und effizient. Heidelberg: Springer.

Schaeffer, D.; Wingenfeld, K. (Hg.) (2011): Handbuch Pflegewissenschaft. Neuausg. Weinheim: Juventa-Verl.

Schäfer, H. (2011): Migrations- und Arbeitsmarktwirkungen der Arbeitnehmerfreizügigkeit. Institut der deutschen Wirtschaft Köln (IW). Köln. Online verfügbar unter http://www.iwkoeln.de/_storage/asset/53472/storage/master/file/459564/download/trends02_11_1.pdf, zuletzt geprüft am 30.07.2012.

Schipper, K. (2007): Interkulturelles Management. Ein Konzept zur Gestaltung von Entsendungsprozessen für den internationalen Einsatz von Fach- und Führungskräften. Berlin, Münster: Lit (Personal und Organisation, Bd. 25).

Schmidt, R. (1999): Pflege als Aushandlung: Die neuen pflegeökonomischen Steuerungen. In: Klie, T.; Schmidt, R. (Hg.): Die neue Pflege alter Menschen. [Sicherung der Pflege, Pflegeökonomie, Lebensweltorientierung, Unterstützungsmanagement, Reform des Gesundheitswesens, Pflege im sozialen Wandel, Pflegewissenschaft]. 1. Aufl. Bern: Huber (Angewandte Alterskunde, 15), S. 33–92.

Schmidt, R. (2012): Fachkraftentwicklung und professionelle Anforderungsprofile in Pflege und Begleitung. In: Bettig, U.; Frommelt, M.; Schmidt, R. (Hg.): Fachkräftemangel in der Pflege. Konzepte, Strategien, Lösungen. Heidelberg: Medhochzwei-Verl. (Gesundheitswesen in der Praxis), S. 19–31.

Schöllgen, I.; Huxhold, O. (2009): Differenzielles Altern. In: informationsdienst altersfragen, Jg. 36., H. 2., S. 12–15.

Schoot, E.; Oginska, H.; Estryn-Behar, M. (2005): Burnout im Pflegeberuf in Europa. In: Hasselhorn, H.M. (Hg.): Berufsausstieg bei Pflegepersonal. Arbeitsbedingungen und beabsichtigter Berufsausstieg bei Pflegepersonal in Deutschland und Europa. Dortmund: Wirtschaftsverl. NW Verl. für Neue Wiss.; Bundesanstalt für Arbeitsschutz und Arbeitsmedizin (Schriftenreihe der Bundesanstalt für Arbeitsschutz und ArbeitsmedizinÜ, Übersetzung, 15), S. 57–62.

Schröder, O. (2012): Nicht nur auf Zuwanderung setzen. In: Innenpolitik, H. 2, S. 10–11. Online verfügbar unter http://goo.gl/46QdX, zuletzt geprüft am 30.07.2012.

Skrzypek, K. (2009): Auswanderungsbewegung in Deutschland. Untersuchung der Auswanderungsgründe aus der BRD anhand einer Umfrage. Hochschule für öffentliche Verwaltung und Finanzen. Ludwigsburg. Online verfügbar unter http://opus.bsz-bw.de/fhlb/volltexte/2009/114/pdf/Skrzypek_Kathrin.pdf, zuletzt geprüft am 30.07.2012.

Slotwinski, A.L. (2009): Das „2+3+2-Übergangsmodell". Europa-Union Hamburg e.V. Online verfügbar unter http://www.infopoint-europa.de/aktuell/beitraege/374-das-232-uebergangsmodell, zuletzt geprüft am 30.07.2012.

Sowinski, C.; Ivanova, G. (2011): Stationäre Langzeitpflege. In: Schaeffer, D.; Wingenfeld, K. (Hg.): Handbuch Pflegewissenschaft. Neuausg. Weinheim: Juventa-Verl., S. 531–542.

Sperl, D. (1996): Qualitätssicherung in der Pflege. Validierte Pflege im Krankenhaus unter besonderer Berücksichtigung der Intensivpflege. 2., überarb. Aufl. Hannover: Schlüter.

Statistisches Bundesamt (2009): Bevölkerung Deutschlands bis 2060. 12. koordinierte Bevölkerungsvorausberechnung. Statistisches Bundesamt (StatBA). Wiesbaden.

Statistisches Bundesamt (2010): Demografischer Wandel in Deutschland. Auswirkungen auf Krankenhausbehandlungen und Pflegebedürftige im Bund und in den Ländern. Statistisches Bundesamt (StatBA). Wiesbaden. (Heft 2).

Statistisches Bundesamt (2011a): Demografischer Wandel in Deutschland. Bevölkerungs- und Haushaltsentwicklung im Bund und in den Ländern. Statistisches Bundesamt (StatBA). Wiesbaden. (Heft 1).

Statistisches Bundesamt (2011b): Im Blickpunkt: Ältere Menschen. in Deutschland und der EU. Statistisches Bundesamt (StatBA). Wiesbaden.

Statistisches Bundesamt (2012): Bevölkerung und Erwerbstätigkeit. Ausländische Bevölkerung - Ergebnisse des Ausländerzentralregisters. 2011. Fachserie 1. Statistisches Bundesamt (StatBA). Wiesbaden. (Reihe 2). Online verfügbar unter http://goo.gl/gt9ty, zuletzt geprüft am 30.07.2012.

Statistisches Bundesamt (2012b): Hohe Zuwanderung nach Deutschland im Jahr 2011. Pressemitteilung – 171/12. Statistisches Bundesamt (StatBA). Wiesbaden. Online verfügbar unter http://goo.gl/Y0ePA, zuletzt geprüft am 30.07.2012.

Statistisches Bundesamt (2012c): 2011: Weniger Geburten, Sterbefälle und Eheschließungen. Pressemitteilung – 225/12. Statistisches Bundesamt (StatBA). Wiesbaden. Online verfügbar unter http://goo.gl/IJG61, zuletzt geprüft am 30.07.2012.

Statistisches Bundesamt (2012d): Titelbild: Bevölkerung Tabellen Vorläufige Wanderungen - 2011. Binnen- und Aussenwanderungen nach Herkunfts-/Zielländern, Staatsangehörigkeiten, Alter und Geschlecht. Statistisches Bundesamt (StatBA). Online verfügbar unter http://goo.gl/QPXPq, zuletzt geprüft am 30.07.2012.

Statistisches Bundesamt (2012e): Arbeitslosenquote in den Mitgliedsstaaten der Europäischen Union im Mai 2012 (saisonbereinigt). Statistisches Bundesamt (StatBA). Online verfügbar unter http://goo.gl/WixjB, zuletzt geprüft am 30.07.2012.

Stöcker, G. (2004): Es ist noch viel zu tun - Ausbildungen der Pflegeberufe in der Europäischen Union: In Zeitschrift Heilberufe, Heft 05/2004, S. 14-15.

Stremlau, I.; Bartes, A. (2012): Internationalisierung des Wettbewerbs um Pflegekräfte. In: Bettig, U.; Frommelt, M.; Schmidt, R. (Hg.): Fachkräftemangel in der Pflege. Konzepte, Strategien, Lösungen. Heidelberg: Medhochzwei-Verl. (Gesundheitswesen in der Praxis), S. 111–126.

Sütterlin, S.; Hoßmann, I.; Klingholz, R. (2011): Demenz-Report. Wie sich die Regionen in Deutschland, Österreich und der Schweiz auf die Alterung der Gesellschaft vorbereiten können. Berlin-Institut für Bevölkerung und Entwicklung. Berlin. Online verfügbar unter http://goo.gl/bvWd7, zuletzt geprüft am 30.07.2012.

T-Systems (2010): White Paper - Gesundheitswesen im Wandel. Innovative Versorgungsformen und Geschäftsmodelle. T-Systems International GmbH. Frankfurt am Main. Online verfügbar unter http://www.t-systems.de/tsip/servlet/contentblob/t-systems-2012.de/de/754578/blobBinary/WhitePaper_Healthcare-ps.pdf, zuletzt geprüft am 30.07.2012.

Trim, J.; Quetz, J.; Schieß, R.; Schneider, G. (2009): Gemeinsamer europäischer Referenzrahmen für Sprachen. Lernen, lehren, beurteilen; [Niveau A1, A2, B1, B2, C1, C2]. [Nachdr.]. Berlin: Langenscheidt.

United Nations (1998): Recommendations on Statistics of International Migration. Revision 1. United Nations (UN). New York. (Series M, 58). Online verfügbar unter http://unstats.un.org/unsd/publication/SeriesM/SeriesM_58rev1e.pdf, zuletzt geprüft am 30.07.2012.

van Lier, K.H. (2008): Pflegenotstand! Familiäres, unternehmerisches Engagement und politische Initiativen sind von Nöten. Konrad-Adenauer-Stiftung e.V. Mainz. Online verfügbar unter http://www.kas.de/wf/doc/kas_13622-1522-1-30.pdf?080514103205, zuletzt geprüft am 30.07.2012.

ver.di – Vereinte Dienstleistungsgewerkschaft (2011): Personalbemessung in der stationären Pflege. Rechtliche Rahmenbedingungen. ver.di – Vereinte Dienstleistungsgewerkschaft. Berlin.

Wahl, H.W.; Rott, C. (2002): Das hohe Alter. Konzepte, Forschungsfelder, Lebensqualität. Hannover: Vincentz (Expertisen zum vierten Altenbericht der Bundesregierung, / Hg. Deutsches Zentrum für Altersfragen ; Bd. 1).

Welte, H.P. (2012): Arbeitnehmerbegriff - gemeinschaftsrechtlicher. Wolters Kluwer Deutschland Information Services GmbH. Online verfügbar unter http://www.lexsoft.de/cgi-bin/lexsoft/tk_sec.cgi?t=133924476930659248&chosenIndex=UAN_nv_1005&xid=158935, zuletzt geprüft am 30.07.2012.

Westhoff, A.; Westhoff, J. (2012): Pflege daheim oder Pflegeheim? Was Sie bei Pflegebedürftigkeit von Angehörigen tun können und wo Sie Unterstützung bekommen. Wien: Linde Verlag.

Westphal, A., Gmür, M. (2009): Organisationales Commitment und seine Einflussfaktoren: Eine qualitative Metaanalyse. In: Journal für Betriebswirtschaft, Vol. 59 Nr. 4/2009, S. 201–229.

Wiedemann, J. (2012): Der Bufdi ist Schröders zweiter Wonneproppen. Welt Online. Online verfügbar unter http://goo.gl/w6z9X, zuletzt aktualisiert am 27.06.2012, zuletzt geprüft am 30.07.2012.

Wimmer, N.; Müller, T. (2007): Wirtschaftsrecht. International - Europäisch - National. Berlin, Heidelberg: Springer (Springers Kurzlehrbücher der Rechtswissenschaft).

Wingenfeld, K.; Büscher, A.; Schaeffer, D. (2011): Recherche und Analyse von Pflegebedürftigkeitsbegriffen und Einschätzungsinstrumenten. 8 Bände. Unter Mitarbeit von C. Büker, D. Heitmann und T. Kleina et al. Berlin (Modellprogramm zur Weiterentwicklung der Pflegeversicherung, 1).

Wingenfeld, K.; Kleina, T.; Franz, S.; Engels, D.; Mehlan, S.; Engel, H. (2011): Entwicklung und Erprobung von Instrumenten zur Beurteilung der Ergebnisqualität in der stationären Altenhilfe. Bundesministerium für Gesundheit (BMG), Bundesministerium für Familie, Senioren Frauen und Jugend (BMFSFJ). Berlin.

Wucknitz, U.D.; Heyse, V. (2008): Retention-Management Schlüsselkräfte entwickeln und binden. In: Heyse, V., Erpenbeck, J. (Hg.): Kompetenzmanagement in der Praxis. Münster: Waxmann (3), Bd. 3, S. 7–142.

Zander, B.; Dobler, L.; Busse, R. (2011): Studie spürt Gründen für Burnout nach. Psychische Erkrankungen kommen in der Pflegebranche überproportional häufig vor. In: Pflegezeitschrift 2011, Jg. 64, H. 2, S. 98–101.

Zentner, C. (2008): Sprachanforderung im Ausländerrecht. Wissenschaftliche Dienste des Deutschen Bundestages. Berlin. (Nr. 08/08). Online verfügbar unter http://www.bundestag.de/dokumente/analysen/2008/Sprachanforderungen_im_Auslaenderrecht.pdf, zuletzt geprüft am 30.07.2012.

Zentrale Auslands- und Fachvermittlung (2011): Vermittlung von Pflegepersonal aus Kroatien nach Deutschland. Merkblatt. Zentrale Auslands- und Fachvermittlung (ZAV). Bonn. Online verfügbar unter http://www.arbeitsagentur.de/Dienststellen/besondere-Dst/ZAV/Downloads/AMZ/amz-pflegekraefte-merkblatt.pdf, zuletzt geprüft am 30.07.2012.